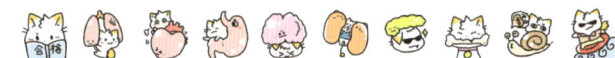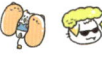

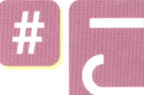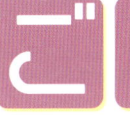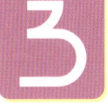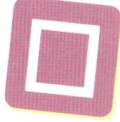

\ みんなでつくる /

看護師国試 ごろ合わせプロジェクト

#ごろプロ

著・イラスト **かげ**

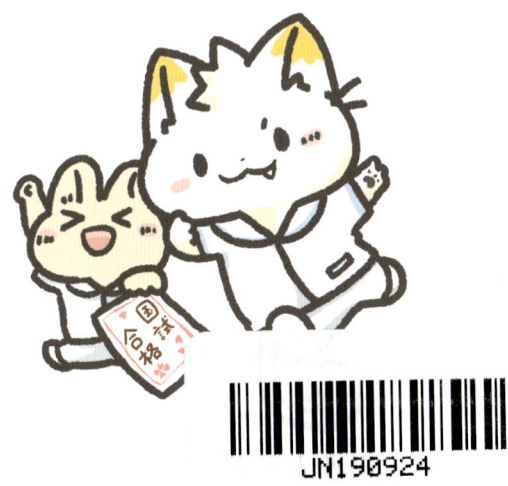

JN190924

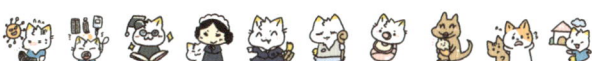

はじめに

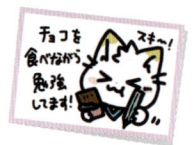

看護師のかげです。

ふだんは病棟看護師をしながら看護学生とかかわっています。

学生さんからは「国試の内容が覚えられない」という

相談を毎年受けます。

ノートに書き出してみたり音読してみたり、

さまざまな方法があると思います。

「一生懸命に向き合う学生さん、本当にがんばっていてすごい」

「絶対に合格してほしい」「応援したい」といつも考えていました。

そんなとき、ちょうど『プチナース』で

ごろ合わせの連載の企画をいただきました。

この連載は読者のみなさんとつくり上げ、

私も毎月楽しく作成していました。そして書籍にするにあたり、

さらに学びになるような構成を考えました。

まずはごろ合わせで「なんだこれ!」と笑いながら

インパクトで記憶に残す。

そのあと解説やポイントをみて結びつける。

関連する項目も学んで合格に近づける。

そんなお手伝いができたらと願っています。

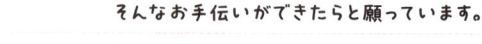

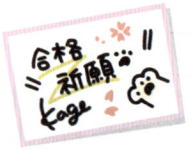

絶対合格しますように!

2024年11月　かげ

＃ごろプロとは

看護学生向け学習誌『プチナース』の好評連載。
なかなか覚えられない国試の暗記モノを、
看護学生みんなでごろ合わせにするプロジェクトです。
ごろ合わせは『プチナース』読者の投稿などが元になっています。
作成者のみなさんに、この場を借りて心よりお礼申し上げます。

この本の使いかた

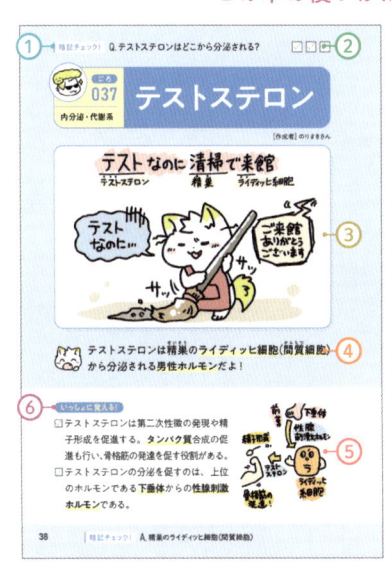

❶ 暗記チェック!

一問一答形式で、ごろの内容を覚えたかどうか確認できる！（解答はページの下部に）

❷ チェックマーク

覚えたらチェックしよう！

❸ ごろイラスト

かげさんが描いたインパクトあるイラストで、主要な暗記項目を覚えよう

❹ かげさんのひとこと

ごろの補足や、国試にでた覚えたい内容をチェック。国試に問われた重要な語句などにはマーカーつき！

❺ かげさんのイラスト

「いっしょに覚える！」「くわしく解説！」にも、わかりやすくて覚えやすいかげさんのイラストが充実！

❻「いっしょに覚える！」「くわしく解説！」

ごろといっしょに覚えたい内容は「いっしょに覚える！」、ごろの解説は「くわしく解説！」で確認。とくに覚えるべきキーワードにはマーカーつき！

| C O N T E N T S |

[カバー・表紙・本文イラスト]かげ　[カバー・表紙・本文デザイン]ビーワークス
[本文DTP]ビーワークス、すずきひろし

みんなでつくる
看護師国試ごろ合わせプロジェクト

#ごろプロ

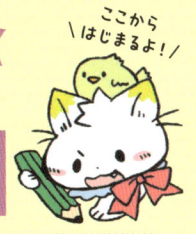

ここから
はじまるよ！

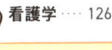
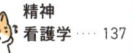

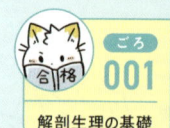

ごろ 001 解剖生理の基礎

単糖類

［作成者］のりまきさん

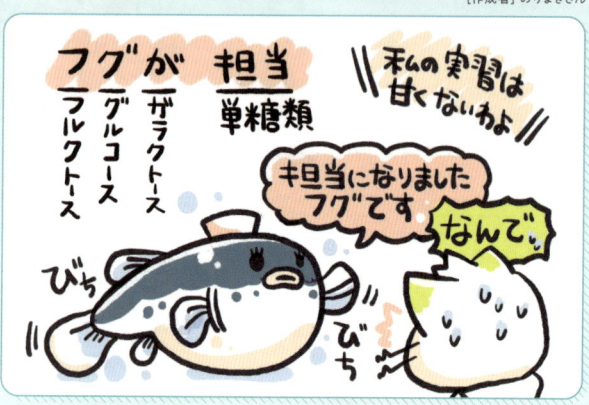

 単糖類は小腸からそのまま吸収されるよ！

いっしょに覚える！

☐ グルコースは**グリコーゲン**として**肝臓**や**筋肉**に貯蔵される。

☐ グルコースは血液で運ばれ細胞内に入り、**ATP**＊をつくり出す材料になる。

☐ 二糖類は**スクロース（ショ糖）**、**マルトース（麦芽糖）**、**ラクトース（乳糖）**がある。それぞれ腸液中の糖質分解酵素が、単糖類に分解し消化吸収する。

＊【ATP】adenosine triphosphate：アデノシン三リン酸

ごろ
002

合格

解剖生理の基礎

細胞内外の 電解質組成

［作成者］うさこさん

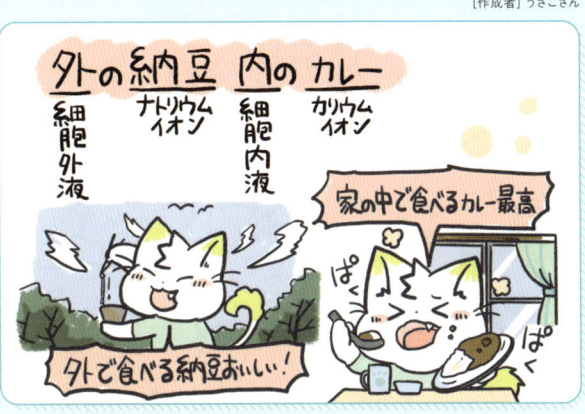

外の納豆 内の カレー
細胞外液 ナトリウムイオン 細胞内液 カリウムイオン

家の中で食べるカレー最高

ぱく

外で食べる納豆おいしい！

ぱく

 細胞**外**液はナトリウムイオン（Na⁺）を多く含み、
細胞**内**液はカリウムイオン（K⁺）を多く含むよ！

いっしょに覚える！

☐ 細胞内液のほうが濃度の高いイオンは、**カリウムイオン**、**マグネシウムイオン**（Mg²⁺）がある。

☐ カリウムイオンが増えすぎると、**不整脈や心停止**、**四肢のしびれ**などが起こる。

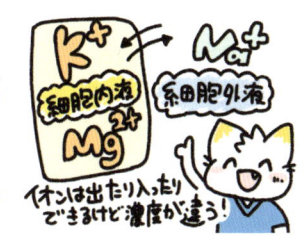

K⁺ Na⁺
細胞内液 細胞外液
Mg²⁺

イオンは出たり入ったりできるけど濃度が違う！

ごろ 003 体内の水分割合

解剖生理の基礎

[作成者] ゆずさん

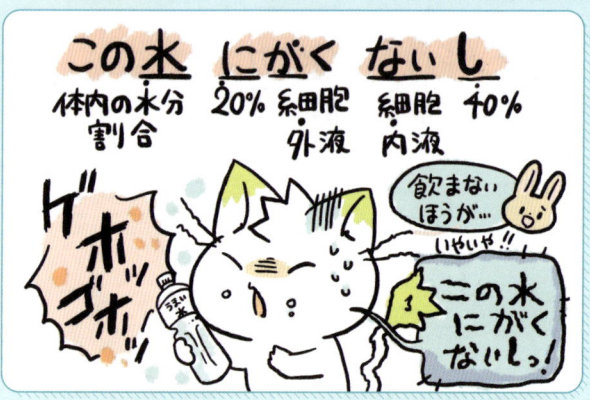

この**水** に**が**く **ない**し
体内の水分割合　20% 細胞外液　細胞内液 40%

飲まないほうが…

いやいや!!

この水にがくないしっ!

ゲホッゴホッ

 体内の総水分量は**60%**（細胞内液**40%**、細胞外液**20%**）。細胞外液はさらに**組織液（間質液）**と**血漿**にわかれるよ！

いっしょに覚える!

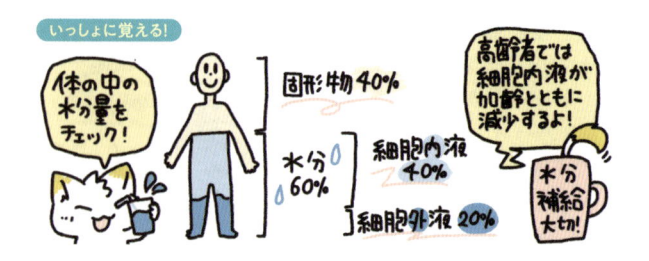

体の中の水分量をチェック!

固形物 40%

水分 60%　細胞内液 40%

細胞外液 20%

高齢者では細胞内液が加齢とともに減少するよ!

水分補給大切!

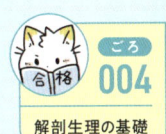

ごろ
004

解剖生理の基礎

Naの基準値

[作成者] とろろこんぶさん

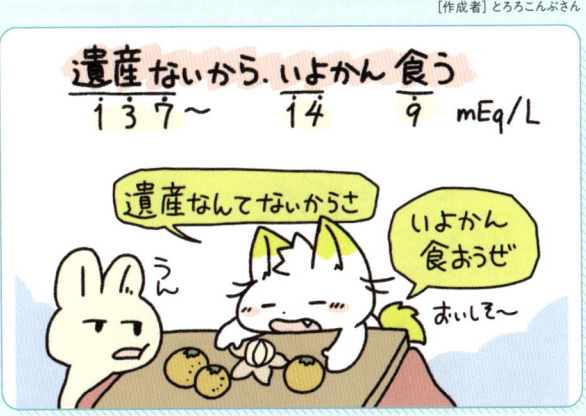

> 遺産 ないから. いよかん 食う
> １３７ ～ 　 １４ 　 ９ 　 mEq/L

遺産なんてないからさ

いよかん食おうぜ

 低ナトリウム血症は、下痢によって生じやすいよ！

いっしょに覚える!

☑ナトリウムイオン（Na^+）は近位尿細管で約80％が再吸収される。

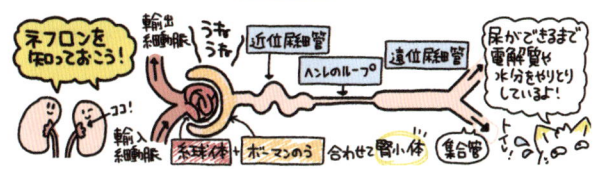

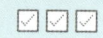

ごろ
005

解剖生理の基礎

高張性脱水

[作成者] てるかさん

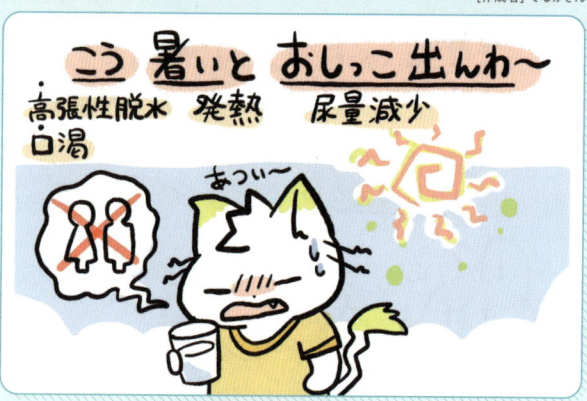

こう 暑いと おしっこ出んわ〜
・高張性脱水　発熱　尿量減少
・口渇

あつい〜

水の欠乏がおもな**高張性脱水**と、ナトリウム(Na)の欠乏が
おもな**低張性脱水**、両方が欠乏する**等張性脱水**があるよ

いっしょに覚える！

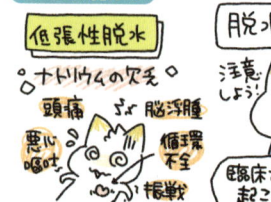

低張性脱水
ナトリウムの欠乏
頭痛　脳浮腫
悪心　循環
嘔吐　不全
　　　痙攣

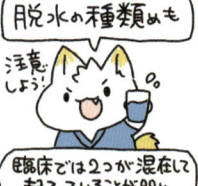

脱水の種類めも
注意しよう
臨床では2つが混在して
起こっていることが99い

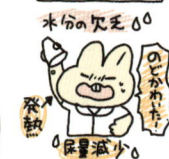

高張性脱水
水分の欠乏
のどかわいた〜
発熱
尿量減少

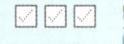

ごろ
006

解剖生理の基礎

下痢による
電解質異常

[作成者] ハヤシライスさん

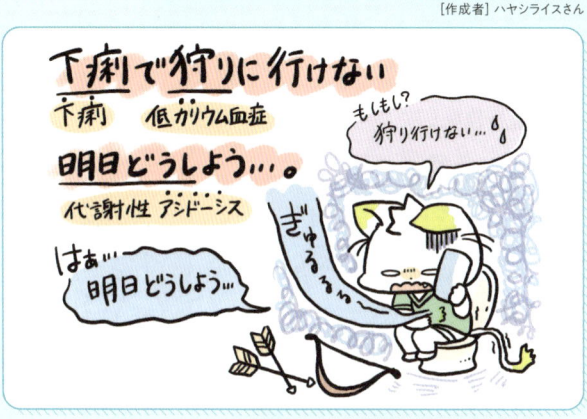

下痢でHCO₃⁻（重炭酸イオン）が減少すると、血液が
酸性に傾く代謝性アシドーシスが起こるよ！

いっしょに覚える！

下痢の種類

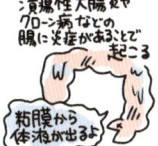

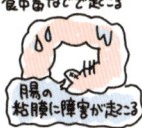

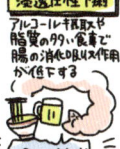

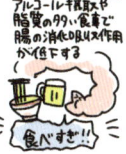

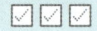

ごろ 007 重層扁平上皮

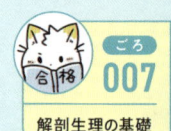

合格

解剖生理の基礎

[作成者] ユキさん

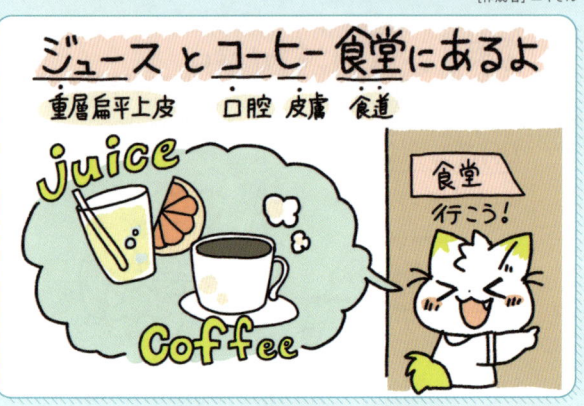

他には、膣の粘膜も重層扁平上皮で覆われているよ！

いっしょに覚える！

☐ 上皮組織は1層の**単層上皮**、2層以上の重層上皮がある。

☐ 扁平上皮、移行上皮、立方上皮、円柱上皮、多列上皮などの種類がある。

☐ 胃などの消化管粘膜は、消化液の分泌や吸収を効率よく行える**単層円柱上皮**。

☐ 漿膜上皮（腹膜など）は**単層扁平上皮**。

☐ 膀胱粘膜は、内圧によって伸展できる**移行上皮**。

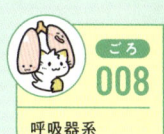

ごろ 008
呼吸器系

呼吸筋のはたらき

[作成者] ゆーきさん

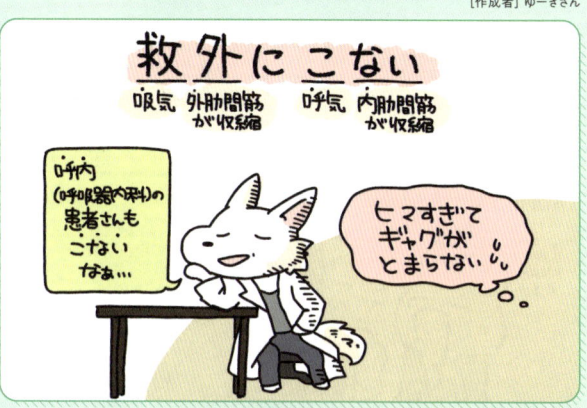

 吸気時は**外肋間筋**と横隔膜が収縮、呼気時は**内肋間**
筋が収縮して横隔膜が**弛緩**するよ！

いっしょに覚える！

☑ 吸気ではたらく（収縮する）筋肉は**横隔膜**、**外肋間筋**。

☑ 呼気ではたらく（収縮する）筋肉は**腹直筋**、**腹横筋**、**内肋間筋**。

☑ 呼吸筋はおもに**吸気**に用いられる。

☑ 横隔膜は胸腔と腹腔の間にある**骨格筋**で、**収縮**すると下降し胸腔が
　広がることで吸気が行われる。

☑ 胸腔内圧は大気圧に対して**陰圧**になっている。

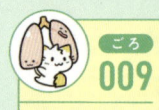

ごろ 009 換気障害の分類

呼吸器系

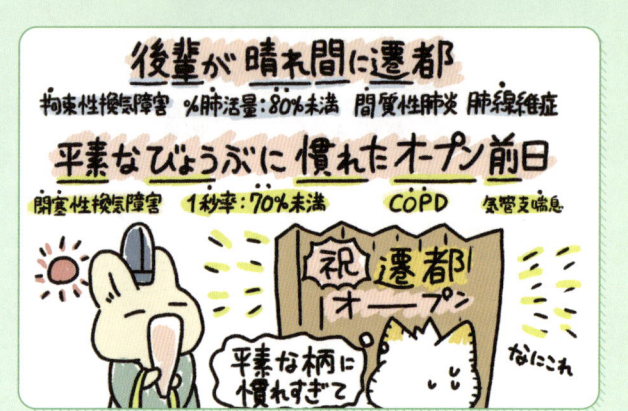

後輩が 晴れ間に遷都
拘束性換気障害 ％肺活量：80％未満 間質性肺炎 肺線維症

平素なびょうぶに 慣れた オープン前日
閉塞性換気障害 1秒率：70％未満 COPD 気管支喘息

祝 遷都！ オープン

平素な柄に 慣れすぎて

なにこれ

 換気機能は**スパイロメータ**を用いて測定するんだ

くわしく解説！

スパイロメトリーによる 換気障害の分類

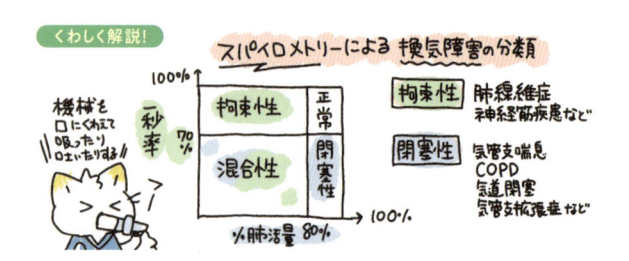

機械を口にくわえて吸ったり吐いたりするよ

	％肺活量 80％	
拘束性	正常	
混合性	閉塞性	

1秒率 70％　100％

拘束性 肺線維症 神経筋疾患など

閉塞性 気管支喘息 COPD 気道閉塞 気管支拡張症 など

| 暗記チェック！ | A. 拘束性換気障害：間質性肺炎、肺線維症など／閉塞性換気障害：COPD（慢性閉塞性肺疾患）、気管支喘息など

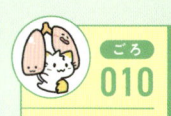

ごろ
010

呼吸不全

呼吸器系

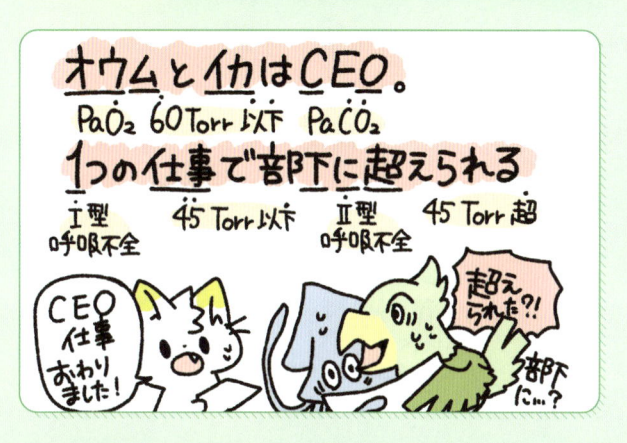

呼吸不全はCO_2の排出障害を伴うかどうかで、Ⅰ型と
Ⅱ型に分かれるよ

くわしく解説！

☐ 慢性呼吸不全の原因疾患は、**間質性肺炎、慢性閉塞性肺疾患（COPD[*]）**など。

☐ 動脈血ガス分析（血液ガス分析）検査で動脈血酸素分圧（PaO_2[*]）が**60mmHg**
（Torr）以下の場合を呼吸不全という。

☐ 呼吸不全は、動脈血二酸化炭素分圧（$PaCO_2$[*]）が**45mmHg**（Torr）以下をⅠ型、
45mmHg（Torr）を超えるものをⅡ型という。

☐ **Hugh-Jones（ヒュー・ジョーンズ）**分類は、呼吸困難の程度を表したもの。

[*]〔COPD〕chronic obstructive pulmonary disease
[*]〔PaO_2〕arterial O_2 pressure　[*]〔$PaCO_2$〕arterial partial pressure of carbondioxide

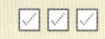
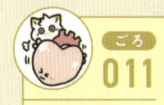

ごろ
011

刺激伝導系の順番

循環器系

[作成者] プチメタボナースさん

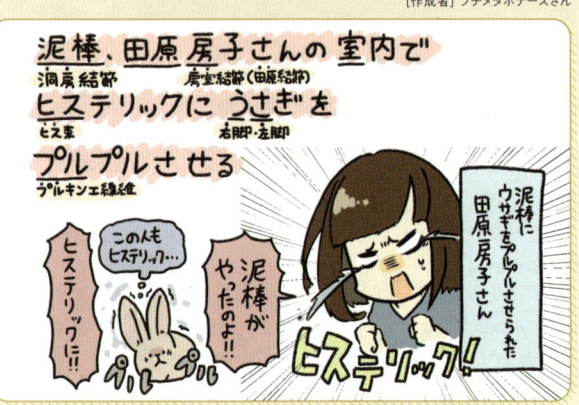

泥棒、田原 房子さんの 室内で
洞房結節　房室結節(田原結節)

ヒステリックに うさぎ を
ヒス束　　　　　右脚・左脚

プルプルさせる
プルキンエ線維

心臓の収縮・弛緩を担う刺激伝導系は、**洞房結節 ➡ 房室結節(田原結節)
➡ ヒス束 ➡ 右脚・左脚 ➡ プルキンエ線維**の順に電気的興奮を伝えるよ！

くわしく解説！

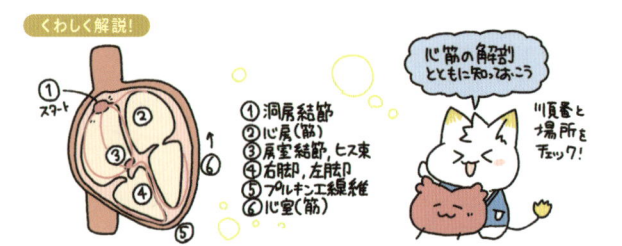

①洞房結節
②心房(筋)
③房室結節、ヒス束
④右脚、左脚
⑤プルキンエ線維
⑥心室(筋)

心筋の解剖
とともに知っておこう

順番と
場所を
チェック！

暗記チェック！ A.洞房結節→房室結節(田原結節)→ヒス束→右脚・左脚
→プルキンエ線維

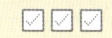

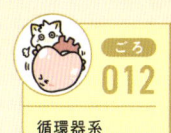

ごろ
012

右心不全の症状

循環器系

[作成者] ぴよらりさん

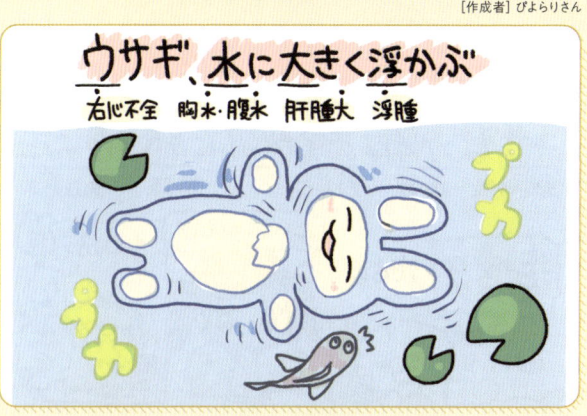

ウサギ、水に大きく浮かぶ
右心不全　胸水・腹水　肝腫大　浮腫

右心不全は全身から心臓に血液が戻りにくくなるから、胸水・腹水・肝腫大・浮腫などの症状がみられるんだ

□右心不全は左心不全に続いて起こることが多い。

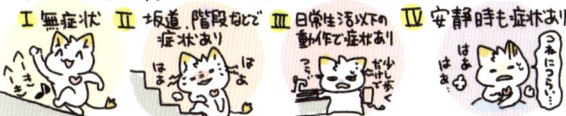

NYHA分類　心不全の重症度分類
Ⅰ 無症状　　Ⅱ 坂道、階段などの症状あり　　Ⅲ 日常生活以下の動作で症状あり　　Ⅳ 安静時も症状あり

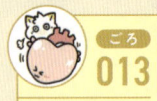

ごろ
013

循環器系

左心不全の症状

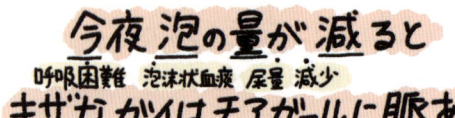

今夜 泡の量が 減ると
呼吸困難 泡沫状血痰 尿量減少
キザなかイは チアガールに 脈あり決定
起座呼吸 咳嗽 チアノーゼ 頻脈 血圧低下

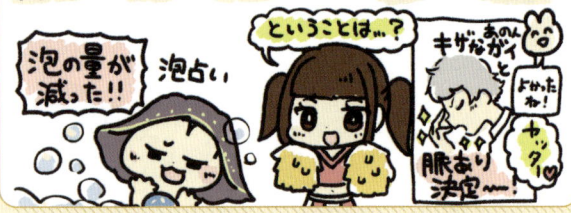

泡の量が減った!! 泡占い

ということは…?

キザなあのん とよんだね! ヤッター!

脈あり決定〜!

 左心不全では、肺に血液がたまる肺うっ血(はい)(けつ)が特徴的だよ

いっしょに覚える!

☐ 強心薬のジギタリス使用時は、中毒症状が出現しやすい。効果や副作用(悪心・嘔吐、下痢、不整脈)の観察を行う。

☐ 心不全(とくに左心不全)では静脈還流を減少させて呼吸困難の緩和を行うため、体位は半座位(ファウラー位)や起座位などをとる。

☐ 心不全患者の観察では、浮腫の有無・程度、体重測定を行う。1週間で2kg以上の体重増加や、夜間の呼吸困難・咳嗽が出現した場合は、受診するように説明する。

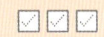

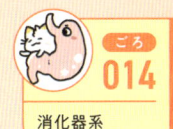

ごろ
014

消化器系

後腹膜器官

[作成者] ゆなたんさん

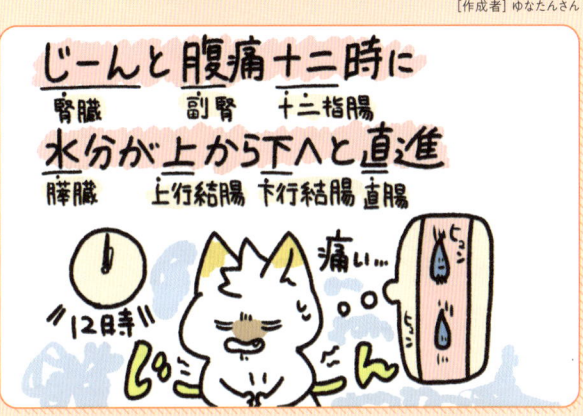

じーんと腹痛十二時に
腎臓　副腎　十二指腸

水分が上から下へと直進
膵臓　上行結腸 下行結腸 直腸

臓器の大部分が腹膜（ふくまく）に包まれている腹膜内器官は、
胃・空腸（くうちょう）・回腸（かいちょう）・肝臓など！

いっしょに覚える!

☐ 後腹膜器官には、十二指腸（じゅうにしちょう）、上行結腸、下行結腸、直腸、膵臓（すいぞう）、腎臓、副腎、
尿管、腹部大動脈、下大静脈が挙げられる。

十二指腸・上行結腸・膵臓・腎臓・副腎・腹部大動脈・下大静脈

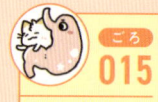

ごろ
015

消化器系

肝臓の代謝機能

[作成者] BUZZさん

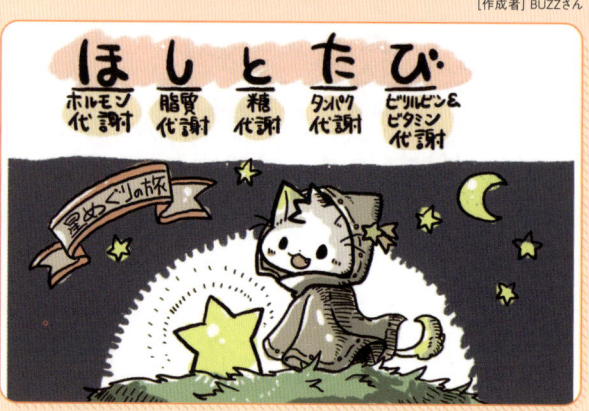

 その他の肝臓の機能には、**解毒作用・造血**（胎児期のみ）などがあるよ！

くわしく解説！

☑ 肝臓の代謝は**肝細胞**で行われ、**血漿タンパク質**の合成、**グリコーゲン**の合成・分解、中性脂肪やコレステロールなどを合成する**脂質代謝**が行われる。

☑ 肝臓は吸収したアミノ酸を**アルブミン**など（血漿タンパク質）に合成する。

☑ 肝臓は脂質代謝として**中性脂肪・コレステロール・リン脂質**を合成する。

☑ 肝臓ではホルモンの代謝（役目を終えたホルモンの不活化）が行われる。

☑ 肝臓では**胆汁**を生成する。胆汁は**胆嚢**に貯蔵される。

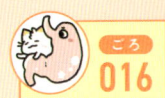

胃がんの転移

消化器系

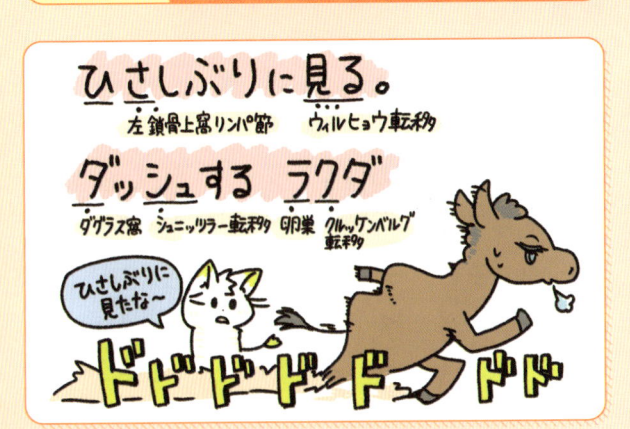

 胃がんの組織型は**腺がん**が多く、**幽門前庭部**に好発するよ

いっしょに覚える！

- □ 胃粘膜には**胃腺**があり、主細胞からペプシノゲン、壁細胞から**胃酸（塩酸）**と**内因子**、副細胞から**粘液**が分泌される。
- □ 胃腺から分泌される内因子は、ビタミンB_{12}の吸収を助けるはたらきをもつ。
- □ 胃酸（塩酸）は主細胞が分泌するペプシノゲンを、活性化させたペプシンに変える役割がある。
- □ 胃切除後は胃の中を通っていた食べ物が直接腸に流れ込むため、**めまい**、**動悸**、**発汗**、頭痛、手指のふるえなどの不快な症状が起こる。これを**ダンピング症候群**という。予防のため、少量ずつ食事摂取するように患者に説明する。

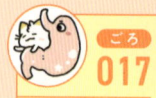

ごろ **017**

消化器系

ウイルス性肝炎

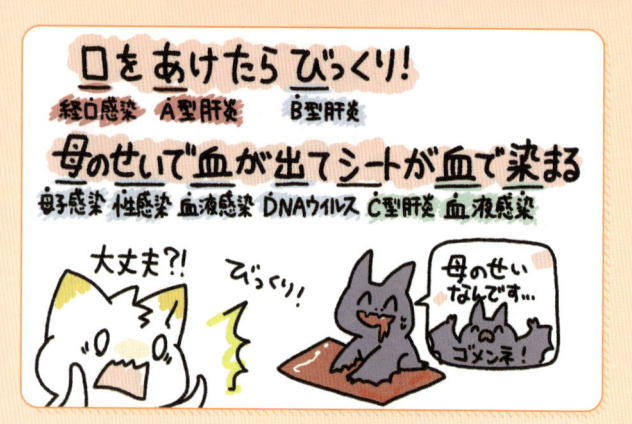

口をあけたら びっくり！
経口感染　A型肝炎　　B型肝炎

母のせいで血が出てシートが血で染まる
母子感染　性感染　血液感染　DNAウイルス　C型肝炎　血液感染

大丈夫?!　　びっくり！　　　母のせいなんです…　ゴメンネ！

 B型肝炎だけが**DNA**ウイルス、A型・C型・D型・E型肝炎は**RNA**ウイルスだよ！

いっしょに覚える！

☐ B型肝炎は**劇症化**しやすい。

☐ C型肝炎は感染しても**無症状**のまま慢性化して**慢性肝炎**となることが多い。

☐ C型肝炎の**ワクチン**はない。

☐ A・E型肝炎は**急性肝炎**の原因となるが、**慢性肝炎**に移行することはない。

☐ 血液感染の物品は**高圧蒸気滅菌（オートクレーブ）**や**グルタラール**、**次亜塩素酸ナトリウム**などで消毒する。

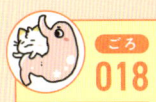

ごろ
018

消化系

吐血と喀血

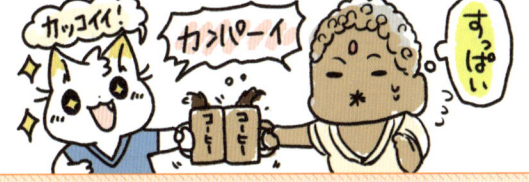

ほとけがすっぱいコーヒーにトライ
吐血　　酸性　　コーヒー残渣様　トライツ靭帯より口側

かっこよく明るくあわててカンパイ
喀血　　アルカリ性　泡沫状　気管支・肺

 鮮血の吐血は、**食道・胃食道接合部**からの出血が多く、コーヒー残渣様の吐血は、**胃・十二指腸**からの出血が多いんだ

いっしょに覚える！

☐ 吐血では**緊急内視鏡検査**を行い、出血部位の特定と止血を行う。

☐ 血液が混ざった痰を**血痰**、血液そのものを出すことを**喀血**という。どちらも気道から出血している状態。

☐ 血痰・喀血をきたす疾患は、**気管支拡張症**、**上下気道炎**、**肺がん**、**肺結核**などがある。

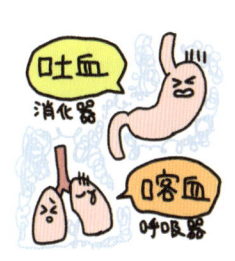

暗記チェック！ A. 吐血：酸性、コーヒー残渣様、トライツ靭帯より口側からの出血
喀血：アルカリ性、泡沫状、気管支・肺からの出血

 19

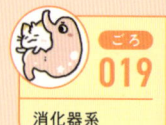

ごろ
019 **黄疸**

消化器系

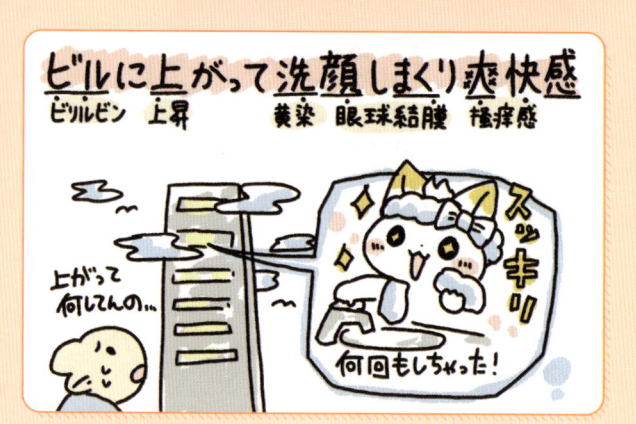

ビルに上がって洗顔しまくり爽快感
ビリルビン　上昇　　　黄染　眼球結膜　搔痒感

上がって
何してんの…

スッキリ

何回もしちゃった！

 皮膚の黄染は見分けにくい場合があるから、**眼球結膜**の黄染が確認しやすいよ

いっしょに覚える！

☐ 黄疸の原因物質は、肝臓で代謝される**ビリルビン**である。

☐ 黄疸の原因は、肝炎や肝硬変などの肝機能低下、溶血性貧血、胆石症、胆道系の腫瘍など。

☐ 基準値は総ビリルビン値が**0.2〜1.0**mg/dLで、**2**mg/dL以上で顕性黄疸となる。

☐ 閉塞性黄疸では**直接ビリルビン**、溶血性黄疸では**間接ビリルビン**が上昇する。

☐ 閉塞性黄疸は、胆管の閉塞により十二指腸へ胆汁が流出しないことで起こる。経皮経肝胆道ドレナージ（PTCD*）などを行う。

＊【PTCD】percutaneous transhepatic cholangio drainage

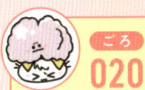

ごろ
020

脳神経系

言語中枢

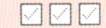

05 脳神経系

[作成者] あやさん

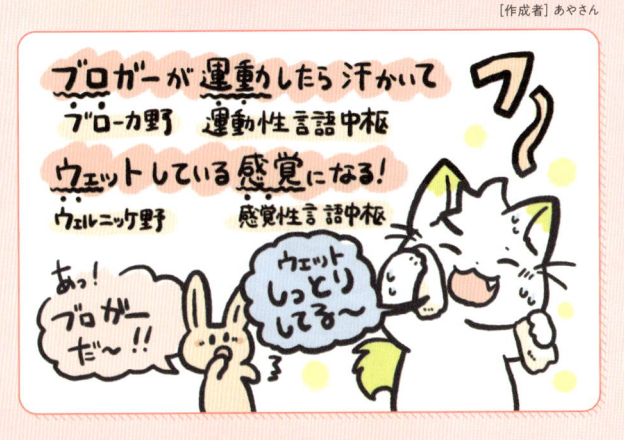

ブローカ野は大脳の**前頭葉**にあり、発語や書字にかかわるよ。
ウェルニッケ野は大脳の**側頭葉**にあり、言語の意味を理解する領域だよ！

いっしょに覚える！

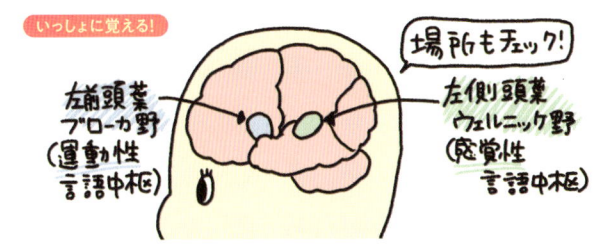

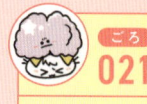

021 脳幹
ごろ

脳神経系

[作成者] ききはなさん

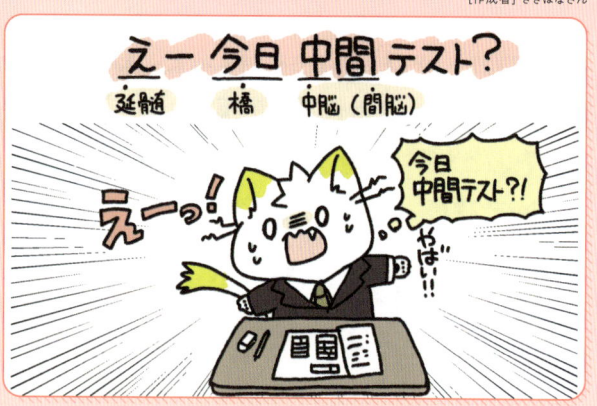

えー 今日 中間 テスト？
延髄　橋　中脳（間脳）

🐱 脳幹は脊髄に近いほうから延髄、橋、中脳！
　　間脳を脳幹に分類する場合もあるよ

いっしょに覚える!

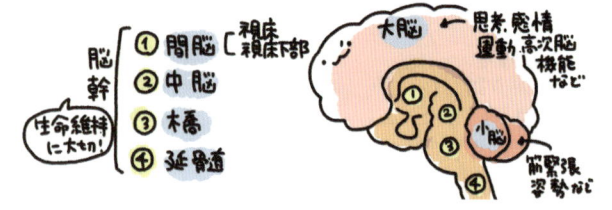

脳幹
①間脳 ── 視床・視床下部
②中脳
③橋 （生命維持に大切!）
④延髄

大脳 ← 思考、感情、運動、高次脳機能など
小脳
筋緊張、姿勢など

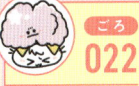

ごろ 022

脳神経系

脳神経

05 脳神経系

[作成者] すずさん

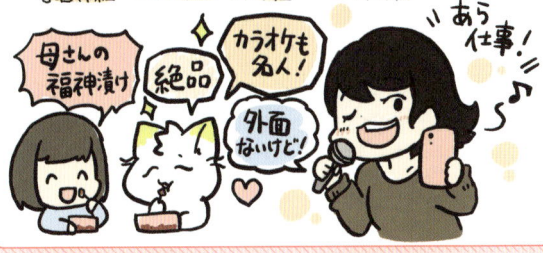

急に仕事が動いた母さん 外面ないが
嗅神経 視神経 動眼神経 滑車神経 三叉神経 外転神経 顔面神経 内耳神経

カラオケ 名人 福神漬けも 絶品だった
舌咽神経 迷走神経 副神経 舌下神経

母さんの福神漬け
絶品
カラオケも名人！
外面ないけど！
あら仕事！

脳神経は12対あって、嗅神経〜舌下神経までそれぞれ
Ⅰ〜Ⅻの番号をつけられているよ！

いっしょに覚える！ 脳神経の障害によるおもな症状

Ⅰ 嗅神経：嗅覚障害	Ⅶ 顔面神経：角膜反射の低下・舌の前2/3の味覚障害、涙・唾液分泌の低下
Ⅱ 視神経：視力・視野障害	
Ⅲ 動眼神経：対光反射の消失・複視	Ⅷ 内耳神経：平衡障害
Ⅳ 滑車神経：上斜筋の障害で内下方視で複視	Ⅸ 舌咽神経：嚥下障害・舌の後ろ1/3の味覚障害
Ⅴ 三叉神経：顔面の触覚・温痛覚の障害・咀嚼筋の障害・角膜反射の低下	Ⅹ 迷走神経：嚥下障害
	Ⅺ 副神経：胸鎖乳突筋と僧帽筋の筋力低下
Ⅵ 外転神経：外直筋の障害により眼球内転と複視	Ⅻ 舌下神経：舌の偏位、萎縮

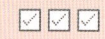

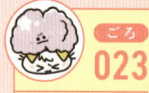

ごろ
023

脳神経系

副交感神経

[作成者] honさん

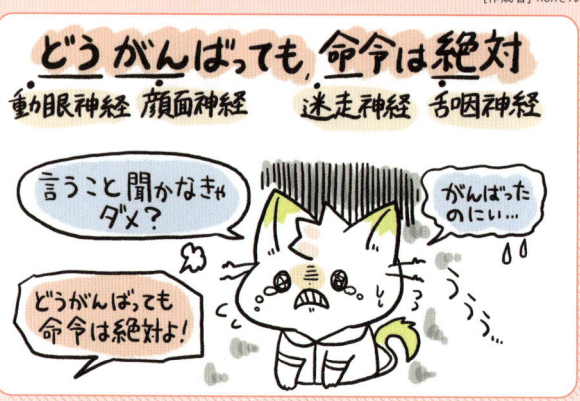

どうがんばっても、命令は絶対
動眼神経　顔面神経　　迷走神経　舌咽神経

言うこと聞かなきゃダメ？

がんばったのにい…

どうがんばっても命令は絶対よ！

副交感神経は自律神経で、縮瞳(**動眼神経**)、唾液の分泌(**顔面神経・舌咽神経**)、内臓の運動や感覚(**迷走神経**)などを支配しているよ！

いっしょに覚える！

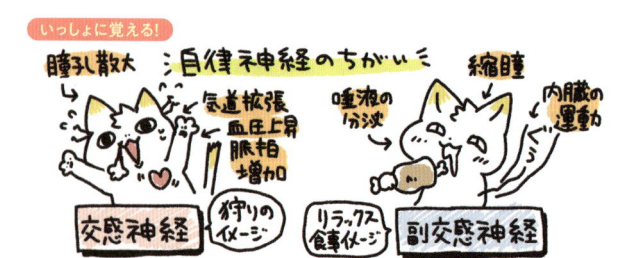

自律神経のちがい

瞳孔散大　　　　　　　　　　　　縮瞳

気道拡張
血圧上昇
脈拍
増加

唾液の分泌

内臓の運動

交感神経　狩りのイメージ　リラックス食事イメージ　副交感神経

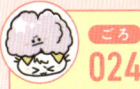

ごろ
024 輻輳反射と対光反射

脳神経系

[作成者] 07さん

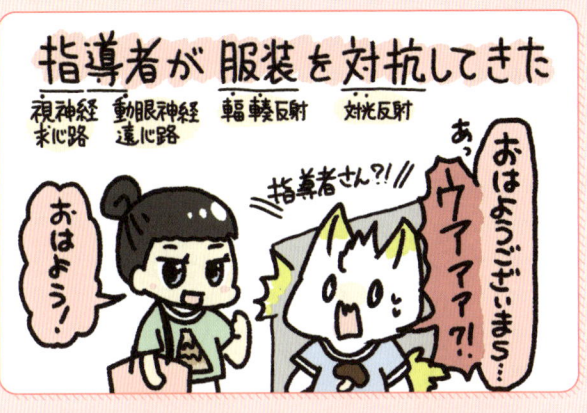

輻輳（ふくそう）反射と対光反射はどちらも、**視神経を求心路**、
動眼神経を遠心路とするんだ

いっしょに覚える！

☐ **輻輳反射**とは瞳孔で起こる反射の1つ。近くの物を見るとき、焦点を合わせるために両側の内直筋が収縮し、両眼の眼球が内側へ向くように内転する（寄り目になる）。このとき、内直筋への刺激によって瞳孔が小さくなる反射のことをいう。

☐ 意識障害のある患者では、瞳孔の左右の大きさと光を当てたときの動きである**対光反射**をおもに確認する。光を当てたとき、すみやかに収縮すれば正常である。

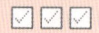

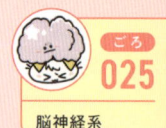

ごろ
025

脳神経系

髄膜炎の症状

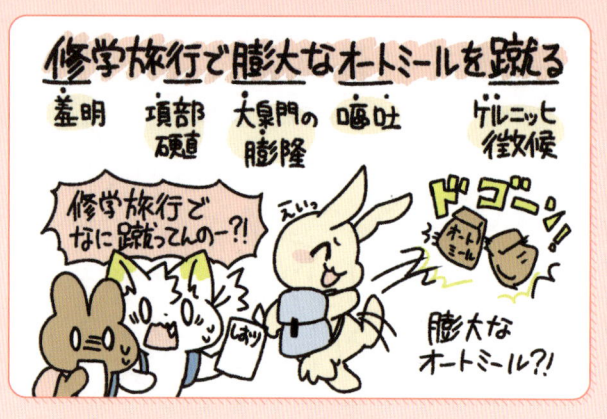

修学旅行で膨大なオートミールを蹴る
羞明　項部硬直　大泉門の膨隆　嘔吐　ケルニッヒ徴候

乳児の髄膜炎などを予防するため、平成25年（2013年）にHibワクチンが定期接種に導入されたよ！

いっしょに覚える！

☑ **髄膜炎**や**くも膜下出血**などによって髄膜が刺激されると、**髄膜刺激症状**が起こる。

☑ 髄膜刺激症状は、**頭痛**、**悪心・嘔吐**、**羞明**、**項部硬直**、**ケルニッヒ徴候**、**ブルジンスキー徴候**などである。

☑ 髄膜炎は、**腰椎穿刺**を行い髄液検査によって診断を行う。

☑ 乳児（1歳以下）では症状が出現しにくく、けいれん・嘔吐・易刺激性・**大泉門**の膨隆が見られる。

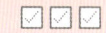

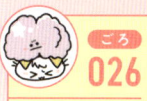

ごろ 026

パーキンソン病の症状

脳神経系

［作成者］あさぎゆうさん

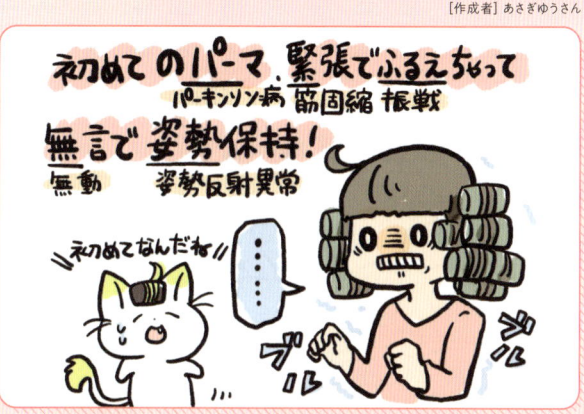

初めての パーマ 緊張でふるえちゃって
パーキンソン病　筋固縮　振戦

無言で 姿勢保持！
無動　　姿勢反射異常

〝初めてなんだね〟

……

ブル　ブル

「筋固縮」は筋肉の緊張が高まってこわばること、「姿勢反射異常」は姿勢のバランスが悪くなることをいうんだ

いっしょに覚える！

- ☑ パーキンソン病は中脳にある**黒質**の神経細胞が減少して**錐体外路症状**が現れる疾患。
- ☑ 運動機能を司る**ドパミン**が減少し、**アセチルコリン**のはたらきが優位になる。
- ☑ パーキンソン病の薬物療法では、**レボドパ**や**ドパミン受容体刺激薬**などを用いる。
- ☑ レボドパの長期投与により効果時間が短くなり、効果が切れて動けなくなる**ウェアリングオフ現象**が起こることがある。

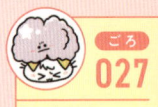

ごろ 027 くも膜下出血の合併症

脳神経系

[作成者] プチメタボナースさん

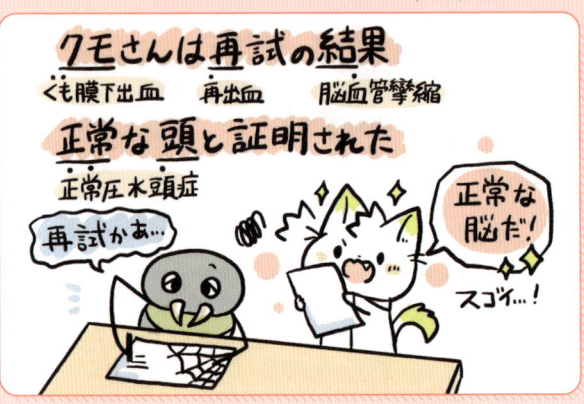

 再出血を防ぐためのケアで、病室を薄暗くするのが適切ということが国試で問われたよ（第101回午後97）！

いっしょに覚える！

- ☑ 脳を保護する3層の膜は、外側から**硬膜・くも膜・軟膜**である。くも膜下出血では、**くも膜と軟膜**の空間（**くも膜下腔**）で出血が起こる。
- ☑ くも膜下出血の原因で最も多いのは**脳動脈瘤**。
- ☑ **再出血**は、くも膜下出血発症後24時間以内に起こることが多い。
- ☑ **脳血管攣縮**は、くも膜下出血発症後72時間以降から2週間ほどは注意が必要である。脳虚血を生じさせ、脳梗塞が出現することもある。
- ☑ **正常圧水頭症**は発症後、数週〜数か月後に起こる。

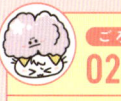

ごろ
028

脳神経系

硬膜下血腫・硬膜外血腫のCTでの写りかた

05 脳神経系

[作成者] まっちゃさん

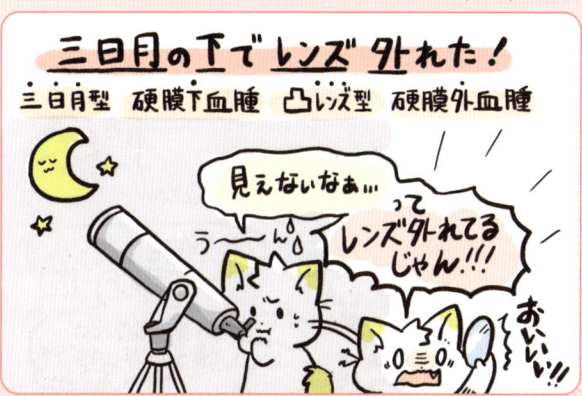

 硬膜下血腫（けっしゅ）と硬膜外血腫のCT画像は、どちらも国試の視覚素材の問題として出題されたことがあるよ！

くわしく解説！

硬膜下血腫

脳の表面に三日月型に白く写る部分がみえる

（画像出典：第107回看護師国試午前53）

硬膜外血腫

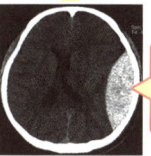

凸レンズ型に白く写るのが特徴

（画像出典：第105回看護師国試午前68）

ごろ 029 1日の尿量

腎・泌尿器系

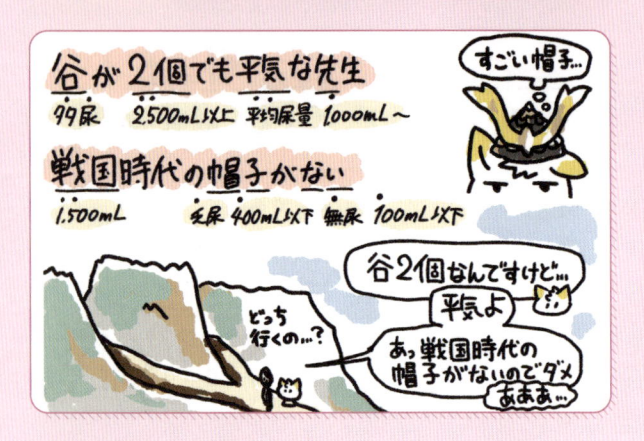

膀胱の平均容量は**500mL**だよ！

いっしょに覚える！

☑ 成人の正常な1日の尿量は、約**1,000～1,500**mL。

☑ 腎臓内の腎小体（じんしょうたい）にある糸球体（しきゅうたい）で、1日約**160L**の原尿がボウマン嚢（のう）にろ過される。その約99%が、ボウマン嚢に続く尿細管で毛細血管に再吸収される。

☑ 高齢者は**バソプレシン（抗利尿ホルモン）**の分泌量の減少や尿細管の萎縮（いしゅく）により、水分とナトリウムの再吸収機能が低下するため、尿比重は**低下**する。

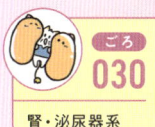

ごろ
030

腎・泌尿器系

近位尿細管で100％再吸収されるもの

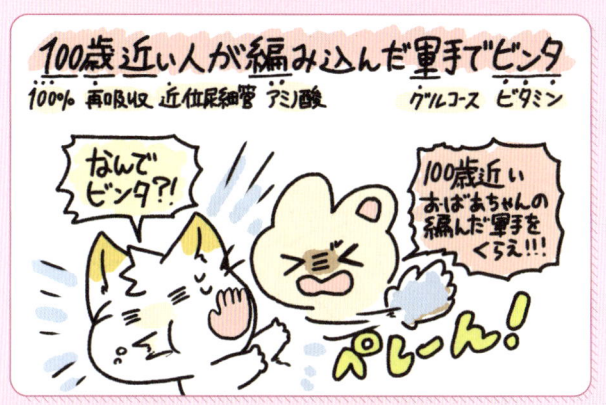

近位尿細管では、**ナトリウムイオン（Na⁺）の約80％**が再吸収されることも覚えておこう！

いっしょに覚える！

再吸収に関連するホルモン

バソプレシン（抗利尿ホルモン）	水分の再吸収を促進し尿量を減少させる
アルドステロン	ナトリウムイオン（Na^+）の再吸収を促進させる
レニン	アルドステロンなどの分泌に関与

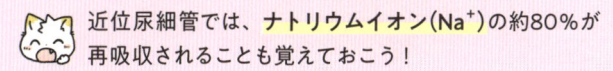

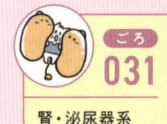

ごろ 031　腎盂腎炎の症状

腎・泌尿器系

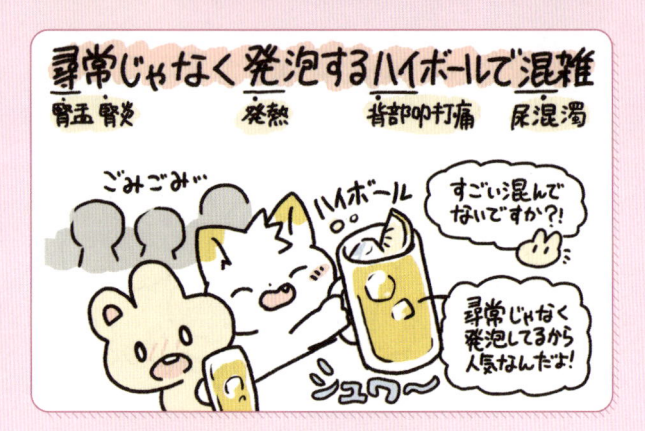

尋常じゃなく　発泡する　ハイボールで　混雑
腎盂　腎炎　　　　発熱　　　　背部叩打痛　　尿混濁

ごみごみ…

ハイボール

すごい混んでないですか?!

尋常じゃなく発泡してるから人気なんだよ!

シュワ〜

　原因菌は**グラム陰性桿菌**（かんきん）が多いぞ

いっしょに覚える！

☑ 腎盂腎炎は尿道口から侵入した細菌が尿路をさかのぼる上行性感染が多く、腎盂で細菌感染が起こる。

☑ 尿検査を行う。初尿は雑菌が混入していることが多いため、**中間尿**を採取する必要がある。

☑ 排泄性腎盂造影（静脈性腎盂造影〈IVP*〉と点滴静注腎盂造影〈DIP*〉）が有用な検査で、検査前は禁食であるが終了後はしっかり水分をとるように説明する。

☑ 解剖学的に、尿道の短い**女性**に起こりやすい。

＊【IVP】intravenous pyelography　＊【DIP】drip infusion pyelography

内分泌器官

07
内分泌・代謝系

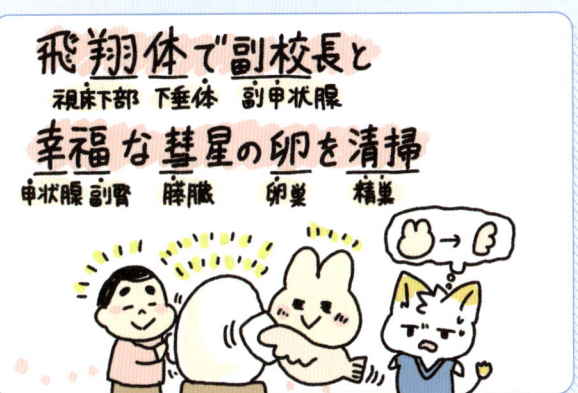

飛翔体で副校長と
視床下部 下垂体 副甲状腺

幸福な彗星の卵を清掃
甲状腺 副腎 膵臓 卵巣 精巣

 汗腺（かんせん）、涙腺（るいせん）、乳腺などは外分泌器官だよ！

いっしょに覚える！

- □内分泌とは、生体内の分泌腺が血液中にホルモンを分泌するしくみ。
- □ホルモンのはたらきを調節することで、体の**恒常性（ホメオスタシス）**が保たれている。
- □分泌液を体表面や消化管などの臓器の内腔に放出する腺を**外分泌腺**という。
- □フィードバック機構には、最初の刺激に反対の反応が起こる**ネガティブ・フィードバック**と、最初の刺激によって反応が促進されるまたは強まる**ポジティブ・フィードバック**がある。

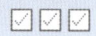

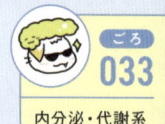

ごろ
033

内分泌・代謝系

下垂体前葉ホルモン

[作成者] ごぼう cobowさん

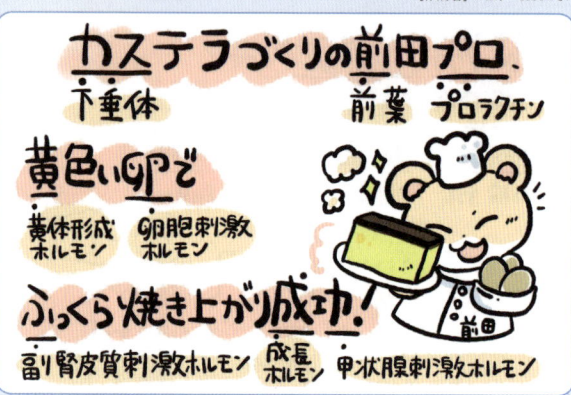

成長ホルモンは**血糖値の上昇**、プロラクチンは**乳汁産生**の刺激などの作用があるよ！

いっしょに覚える！

☐ 下垂体前葉ホルモンは**視床下部**の指令によって分泌される。

☐ **シーハン(Sheehan)症候群**は下垂体が壊死し、１種類以上の下垂体ホルモンの分泌低下または欠失が起こる。

☐ 先端巨大症・下垂体性巨人症は、**成長ホルモン**の分泌過剰で起こり、**肥大所見**(鼻・口唇の肥大、下顎の突出、巨大舌、手足の肥大)と、**下垂体腫瘍**による圧迫症状を認める。

暗記チェック！ A. プロラクチン、黄体形成ホルモン、卵胞刺激ホルモン、副腎皮質刺激ホルモン、成長ホルモン、甲状腺刺激ホルモン

<ごろ>
034

内分泌・代謝系

下垂体後葉ホルモン

07
内分泌・代謝系

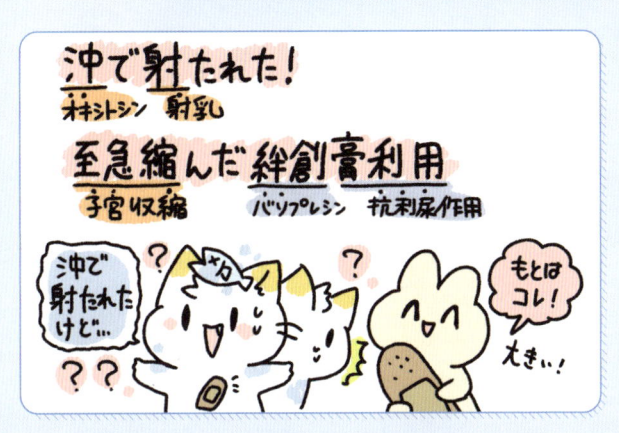

沖で射たれた！
オキシトシン　射乳

至急縮んだ　絆創膏利用
子宮収縮　　バソプレシン　抗利尿作用

沖で射たれたけど…　？？

？

？

もとはコレ！
えきぃ！

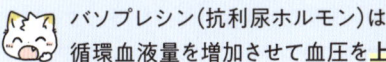
バソプレシン（抗利尿ホルモン）は腎臓で水を再吸収し、循環血液量を増加させて血圧を**上昇**させるんだ

いっしょに覚える！

☐ 尿崩症は、バソプレシンの**合成・分泌障害**（中枢性尿崩症）や、バソプレシンに対する腎臓の**反応低下**（腎性尿崩症）のため、水分の再吸収が障害されて多尿になる疾患。

☐ 尿崩症のおもな原因として脳腫瘍、外科手術などがある。

☐ 心因性尿崩症と中枢性尿崩症を鑑別するために、AVP*分泌試験などを行う。

＊【AVP】arginine vasopressin：バソプレシン

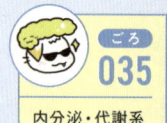

ごろ 035

内分泌・代謝系

甲状腺から分泌される ホルモン

［作成者］ナナさん

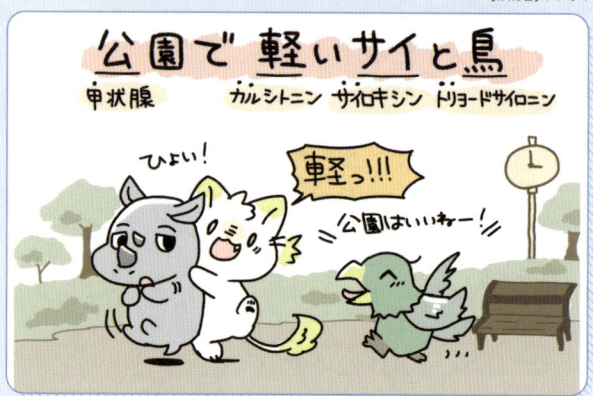

公園で 軽いサイと鳥

甲状腺　カルシトニン　サイロキシン　トリヨードサイロニン

ひょい！

軽っ！！！

公園はいいにゃー！

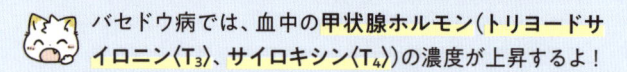

バセドウ病では、血中の<mark>甲状腺ホルモン（トリヨードサイロニン〈T_3〉、サイロキシン〈T_4〉）</mark>の濃度が上昇するよ！

いっしょに覚える！

☑ カルシトニンは傍濾胞細胞から分泌され、骨吸収を抑え血中カルシウム量を**低下**させる。

☑ 低カルシウム血症では**テタニー**がみられる。

☑ 甲状腺中毒症は、**亜急性甲状腺炎・無痛性甲状腺炎**などの甲状腺の破壊による、甲状腺ホルモンの漏出によって起こる。

☑ 甲状腺機能亢進症や甲状腺中毒症の検査では、甲状腺シンチグラフィ検査を行う。検査の際は、**ヨード**を含む食品である**海藻類**や**ヨード卵**などの摂取を制限する。

<ごろ>

036 膵ホルモン

内分泌・代謝系

［作成者］あーちゃんさん

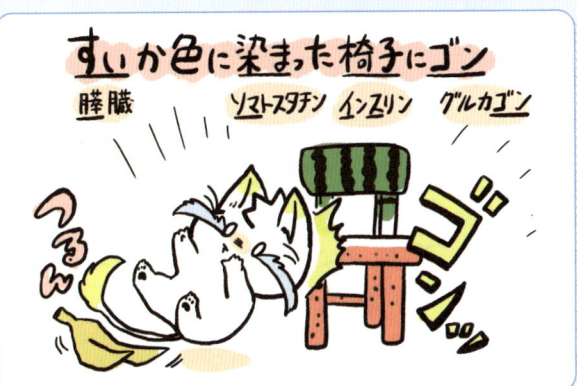

すいか色に染まった椅子にゴン
膵臓　ソマトスタチン　インスリン　グルカゴン

 血糖値を下げるのが**インスリン**、上げるのが**グルカゴン**、インスリンとグルカゴン両方の分泌を抑制するのが**ソマトスタチン**！

いっしょに覚える!

☐ 膵臓の内分泌腺は**ランゲルハンス島（膵島）**である。
☐ A（α）細胞からは**グルカゴン**、B（β）細胞からは**インスリン**、D（δ）細胞からは**ソマトスタチン**が分泌される。
☐ 膵液は胃液にて酸性になった食物を中和するため、**弱アルカリ性**である。
☐ 膵臓には膵液を分泌する外分泌腺と、インスリンなどのホルモンを分泌する内分泌腺がある。

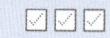

テストステロン

[作成者] のりまきさん

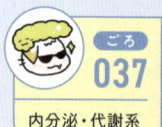

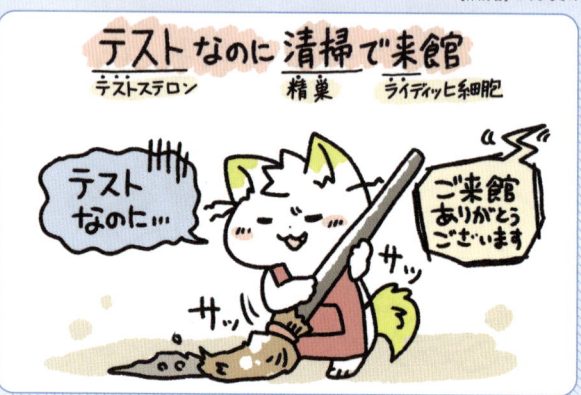

テスト なのに 清掃で 来館
テストステロン　　精巣　　ライディッヒ細胞

テスト なのに…

ご来館 ありがとう ございます

サッ

テストステロンは精巣のライディッヒ細胞（間質細胞）から分泌される男性ホルモンだよ！

いっしょに覚える！

☑ テストステロンは第二次性徴の発現や精子形成を促進する。タンパク質合成の促進も行い、骨格筋の発達を促す役割がある。

☑ テストステロンの分泌を促すのは、上位のホルモンである下垂体からの性腺刺激ホルモンである。

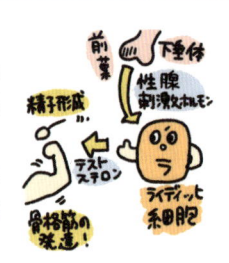

前葉　下垂体
性腺刺激ホルモン
精子形成
テストステロン
ライディッヒ細胞
骨格筋の発達！

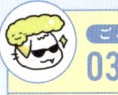

ごろ
038

内分泌・代謝系

排卵前後の女性ホルモン

[作成者] 匿名希望さん

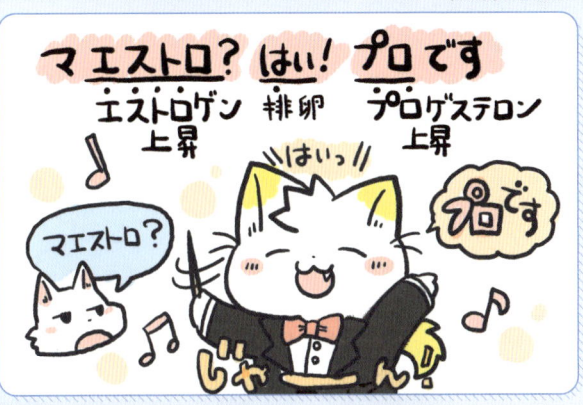

マエストロ？ はい！ プロです
エストロゲン上昇　排卵　プロゲステロン上昇

マエストロ？

はいっ

プロです

じゃーん

エストロゲンの分泌がピークになると**黄体形成ホルモン**の濃度が高まり、排卵と卵胞の黄体化が促されるよ。それから**プロゲステロン**も分泌されるんだ

いっしょに覚える！

□ 性周期では、「月経 ➡ (卵胞期) ➡ 排卵 ➡ (黄体期) ➡ 月経」となり、着床が起こるのは排卵の後の**黄体期**である。

□ **エストロゲン**は、発育した**卵胞**から分泌され、**子宮内膜**を増殖させる。また骨形成を促進し、骨吸収を抑制するため、エストロゲンの低下は**骨量**の減少につながる。そのためホルモンの減少が起こる高齢者では、骨折に注意する。

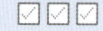
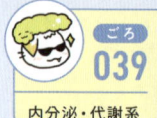

ごろ **039**

内分泌・代謝系

乳汁産生にはたらくホルモン

［作成者］mugiさん

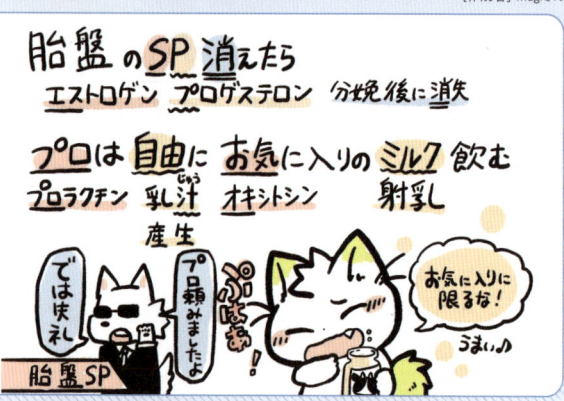

 胎盤で産生されるエストロゲンとプロゲステロンは**プロラクチン**を抑制するけど、分娩後に急速に消失するよ！　プロラクチンの放出で乳汁産生が促進されて、吸啜刺激で**オキシトシン**が分泌され**射乳**が起こるんだ

いっしょに覚える！

- ☐ 初乳は、成乳よりも**免疫グロブリン**（IgA*）の濃度が高い。
- ☐ 分娩時に子宮頸部が伸展する刺激で**下垂体後葉**からオキシトシンが分泌される。オキシトシンには**子宮筋収縮作用**と**射乳**作用がある。
- ☐ **射乳**作用は母体の乳首が児によって刺激されることにより、乳管の平滑筋が収縮することをいう。

＊【IgA】immunoglobulin A：免疫グロブリンA

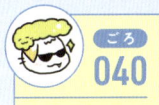

040 更年期のホルモンの変化

ごろ

内分泌・代謝系

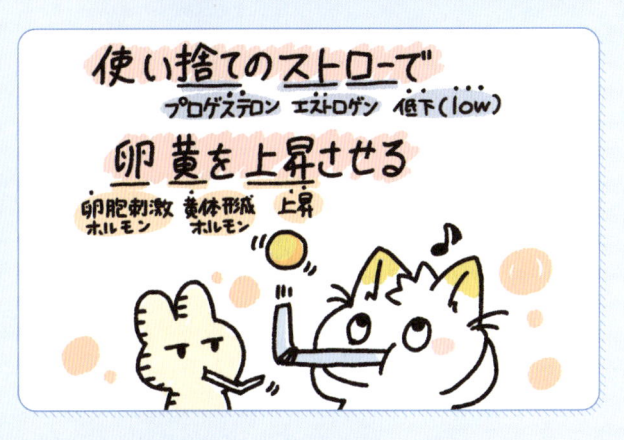

使い捨てのストローで
プロゲステロン エストロゲン 低下(low)

卵黄を上昇させる
卵胞刺激ホルモン 黄体形成ホルモン 上昇

 更年期の女性はエストロゲンの低下によって、**骨量**の低下、**閉経**による**膣**内の自浄作用の低下などが起こるんだ

いっしょに覚える！

☐ 更年期では**エストロゲン**欠乏により、閉経後は脂質異常症（高脂血症）を発症しやすくなる。

☐ **下垂体前葉**から分泌される性腺刺激ホルモン（ゴナドトロピン）のうち、更年期では卵胞刺激ホルモン（FSH*）や黄体形成ホルモン（LH*）が増加し、**高ゴナドトロピン**状態となる。

☐ 更年期障害はのぼせ・ほてりや頻脈・血圧変動・**発汗**・腰痛・肩こり・倦怠感などの自律神経失調症状、不安・孤独感・不眠・抑うつなどの精神症状が生じる。

＊【FSH】follicle stimulating hormone ＊【LH】luteinizing hormone

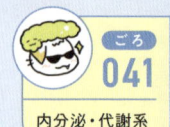

ごろ 041

内分泌・代謝系

血糖値を上昇させる ホルモン

［作成者］米澤昌紘さん（医療美術部）

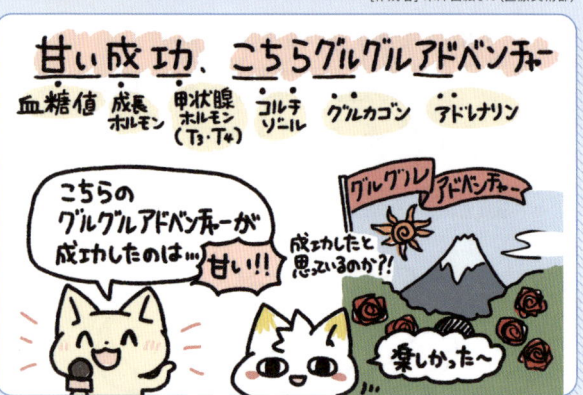

甘い成功、こちらグルグルアドベンチャー

血糖値　成長ホルモン　甲状腺ホルモン（T₃・T₄）　コルチゾール　グルカゴン　アドレナリン

こちらのグルグルアドベンチャーが成功したのは……甘い!!

成功したと思っているのか?!

楽しかった〜

 血糖値上昇にかかわる甲状腺ホルモンは**トリヨードサイロニン（T₃）とサイロキシン（T₄）**だよ！

いっしょに覚える！

☑ HbA1c*は長期間（過去1〜2か月）の**血糖値**の平均を反映し、おもに血糖コントロールの指標に用いられる。

☑ HbA1cは**赤血球の寿命**によって測定値が変動する。**溶血**がある場合には、測定値は低値になる。

☑ **高浸透圧高血糖状態**とは糖尿病の急性合併症で、高度の脱水と嘔吐・腹痛・意識障害などが生じる。血漿浸透圧は350mOsm/L以上、 血糖値は約600〜1,500mg/dLとなる。

＊【HbA1c】hemoglobin A1c：ヘモグロビンエーワンシー

暗記チェック！ A.成長ホルモン、甲状腺ホルモン（T₃、T₄）、コルチゾール、グルカゴン、アドレナリン

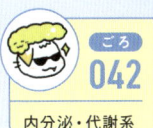

ごろ 042
内分泌・代謝系

血圧を上昇させる
ホルモン

[作成者] 米澤昌紘さん（医療美術部）

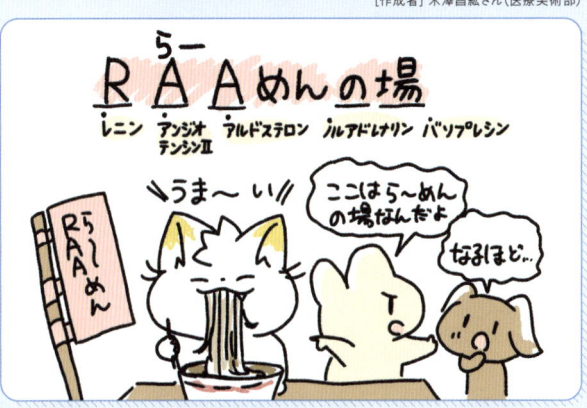

らーメん
R A A めん の 場
レニン　アンジオ　アルドステロン　ノルアドレナリン　バソプレシン
テンシンⅡ

うま〜い

ここはら〜めん
の場なんだよ

なるほど…

らーめん
RAAめん

 レニンが増加すると、**アンジオテンシンⅡ**と**アルドス**
テロンの作用で血圧が上昇するんだ

いっしょに覚える！

☐ レニンは**腎臓**から放出されるタンパク質分解酵素である。他には**エリスロポ**
エチンも腎臓から分泌される

☐ **ノルアドレナリン**は副腎髄質から分泌されるホルモンで、末梢血管を収縮さ
せて血圧を上昇させるはたらきがある。

☐ アンジオテンシンⅡは副腎皮質で**アルドステロン**の分泌を促進する。アルド
ステロンは腎臓の集合管にはたらきかけ、**ナトリウムイオン(Na^+)** の再吸収
を促進し血圧を**上昇**させる。

| 暗記チェック！ | A. レニン、アンジオテンシンⅡ、アルドステロン、ノルアドレナリン、
バソプレシン（抗利尿ホルモン） |

 43

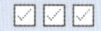

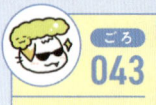

ごろ
043

内分泌・代謝系

クッシング症候群 の症状

［作成者］マリーンさん

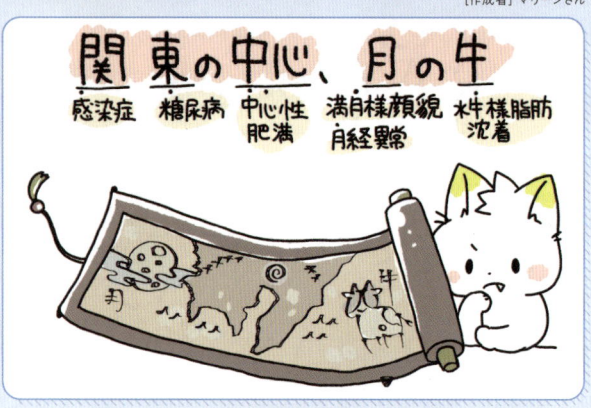

関東の中心、月の牛

感染症　糖尿病　中心性　満月様顔貌　水牛様脂肪
　　　　　　　　肥満　　月経異常　　沈着

クッシング症候群は、副腎皮質ホルモンの**糖質コルチ**
コイド（コルチゾール）の過剰な分泌によって起こるよ！

いっしょに覚える！

☑クッシング症候群と似
　たものにクッシング
　現象があるけれど違
　うものなので、いっ
　しょに覚えよう！

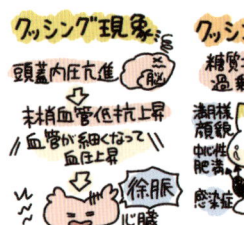

クッシング現象
頭蓋内圧亢進
↓
末梢血管低抗上昇
血管が細くなって
血圧上昇
↓
徐脈 心臓

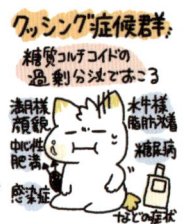

クッシング症候群
糖質コルチコイドの
過剰分泌でおこる
満月様
顔貌　　水牛様脂肪沈着
中心性
肥満　　糖尿病
感染症
などの症状

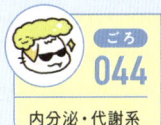

ごろ
044

内分泌・代謝系

ビタミン欠乏症

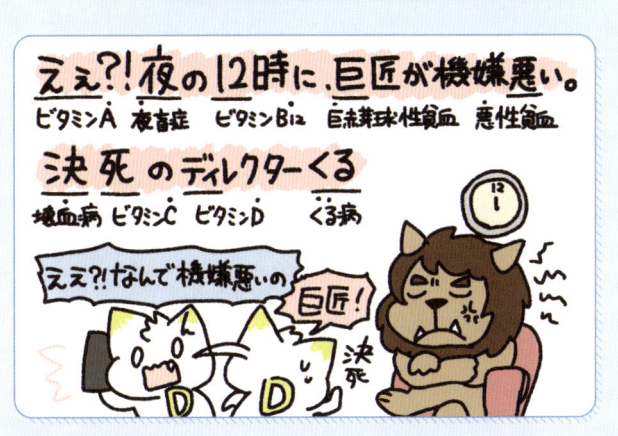

ええ?! 夜の12時に、巨匠が機嫌悪い。
ビタミンA　夜盲症　　ビタミンB₁₂　巨赤芽球性貧血　悪性貧血

決死のディレクターくる
壊血病　ビタミンC　ビタミンD　　くる病

ええ?! なんで機嫌悪いの
巨匠！
決死
D　D

葉酸の欠乏症状にも、巨赤芽球性貧血があるよ

いっしょに覚える！

□ **ビタミンA**は、視細胞の桿体にある**ロドプシン**を構成する成分であるため、欠乏すると夜盲症になる。

□ **ビタミンD**は、リンとカルシウムの吸収を促進し、リン酸カルシウムとして骨への蓄積を促進するため、欠乏するとくる病や骨粗鬆症となる。

□ **ビタミンE**は抗酸化剤としてはたらき、不飽和脂肪酸の酸化を防止する役割がある。

□ **ビタミンK**は、肝臓でプロトロンビン生成に関与する。プロトロンビンは血液凝固因子であるため、ビタミンKが欠乏すると**出血傾向**になる。

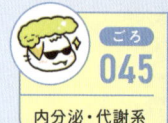

ごろ 045

内分泌・代謝系

ビタミンB₁欠乏症状

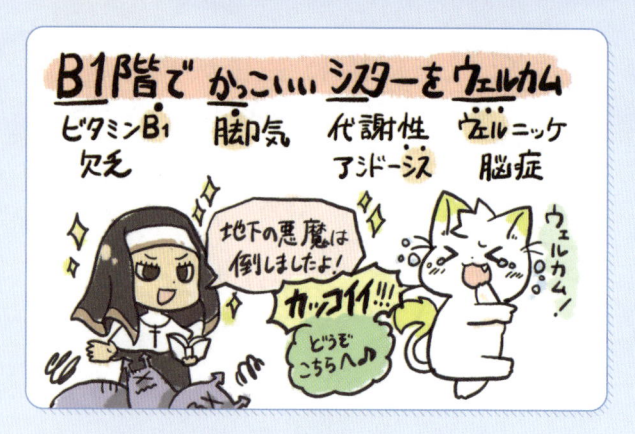

B1階で かっこいい シスターを ウェルカム
ビタミンB1 脚気 代謝性 ウェルニッケ
欠乏   アシドーシス 脳症

地下の悪魔は倒しましたよ！
カッコイイ!!!
どうぞこちらへ♪
ウェルカム!

ビタミンB₁は**水溶性ビタミン**で、糖質・アミノ酸の代謝に補酵素として必要とされるよ！

くわしく解説!

☐ **脚気**（かっけ）では末梢神経障害や心不全が起こり、全身の倦怠感、食欲不振、手足のしびれ・むくみなどの症状が出現する。

☐ **ウェルニッケ脳症**は意識障害や眼球運動障害、小脳性運動失調などの症状が起こる（P.141）。アルコール依存症や妊娠悪阻（重度のつわり）による**ビタミンB₁欠乏**が原因。

☐ ウェルニッケ脳症から回復しても、記憶障害と作話（記憶障害であることを取り繕う）の症状がみられる**コルサコフ症候群**の後遺症が残る可能性がある。

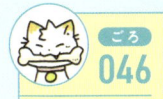

ごろ 046

運動系

脊柱の構造

[作成者] べびぃほたてさん

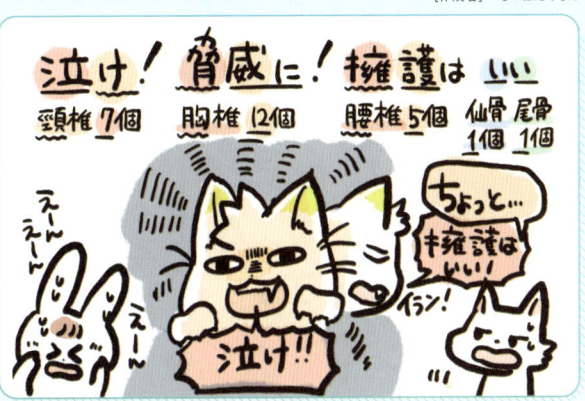

仙骨は5個の仙椎が合体したもの、尾骨は3〜5個の尾椎が合体したものだよ！

いっしょに覚える!

☐ 脊髄は、頭蓋腔内の脳と同じ中枢神経系である。脳と同様に髄膜に包まれ、**脊柱管**内にある円柱状の器官である。

☐ **腰椎椎間板ヘルニア**（P.48）は、加齢などによって椎間板の髄核が飛び出し神経根や脊髄を圧迫することで、痛みやしびれ・脱力などの症状が起こる。

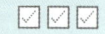

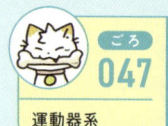 ごろ 047 腰椎椎間板ヘルニアの好発部位

運動器系

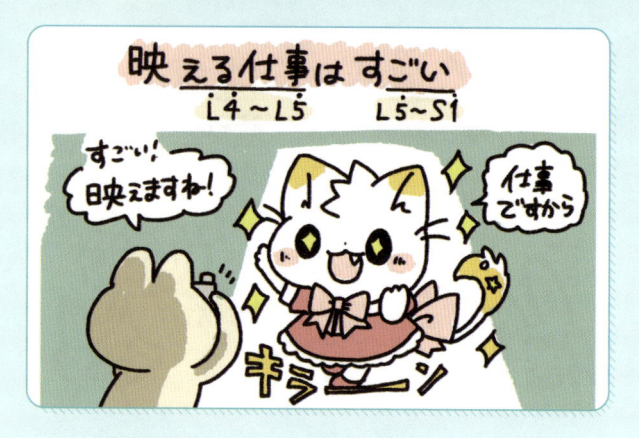

映える仕事は すごい
L4〜L5　　　L5〜S1

すごい！
映えますね！

仕事ですから

キラーン

 腰椎椎間板ヘルニアは第4・第5腰椎の間(L4〜L5)、第5腰椎と仙骨の間(L5〜S1)に生じやすいよ

いっしょに覚える！

□ 腰椎椎間板ヘルニアは腰痛・坐骨神経痛、下肢への放散痛、圧痛の症状がある。

□ 腰椎椎間板ヘルニアでは**ラセーグ徴候**が陽性となる。

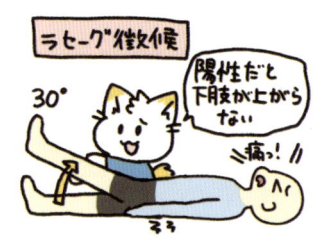

ラセーグ徴候

30°

陽性だと下肢が上からない

痛っ！

ごろ
048

関節の種類

運動器系

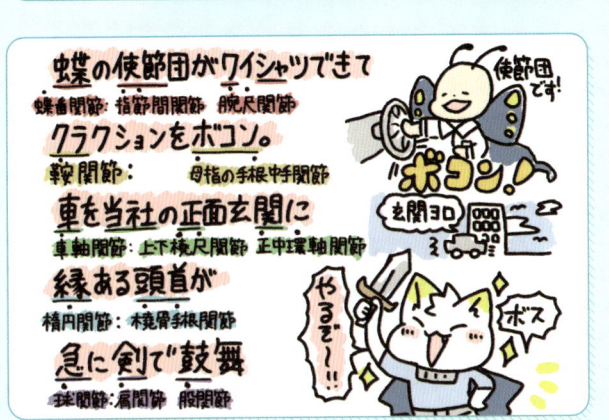

蝶の使節団がワイシャツできて
蝶番関節：指節間関節　腕尺関節
クラクションをボコン。
鞍関節：　　　母指の手根中手関節
車を当社の正面玄関に
車軸関節：上下橈尺関節　正中環軸関節
縁ある頭首が
楕円関節：橈骨手根関節
急に剣で"鼓舞
球関節：肩関節　股関節

 蝶番は「ちょうつがい」または「ちょうばん」と読むよ

くわしく解説！

□関節の種類と形を知っておこう！

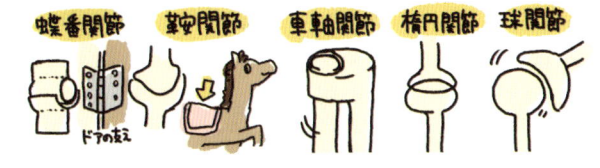

蝶番関節　鞍関節　車軸関節　楕円関節　球関節

ドアのちょう

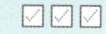

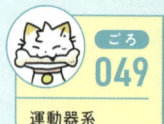

ごろ
049

運動器系

橈骨と尺骨

[作成者] 匿名希望さん

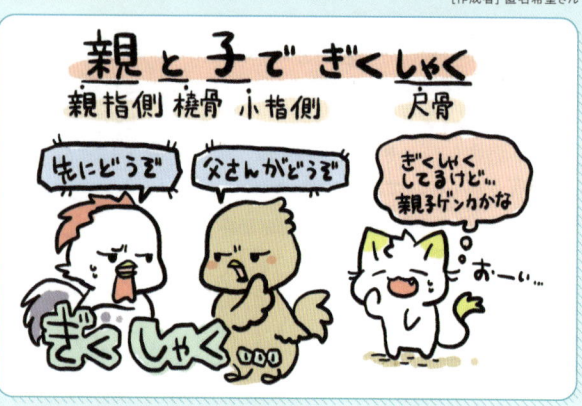

 脈拍は**橈骨動脈**（とうこつ）で触知するのが一般的だよ！

☐ 橈骨・尺骨（しゃっこつ）といっしょに、末梢神経の橈骨神経・尺骨神経・正中神経（せいちゅう）を覚えよう！

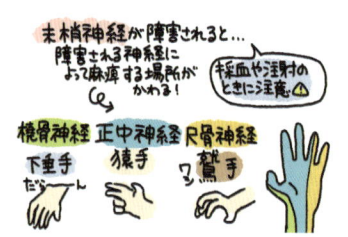

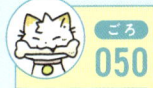

ごろ
050

運動器系

股関節を動かす筋肉

[作成者] かげさん

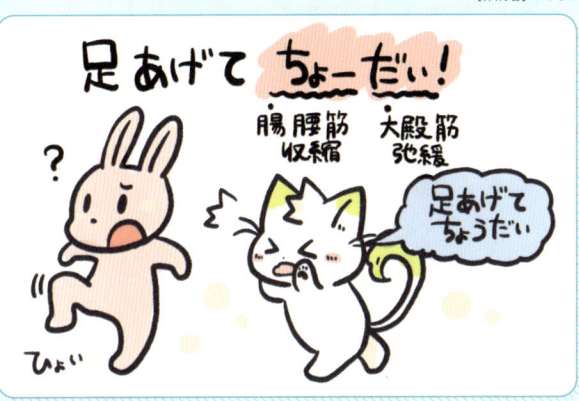

股関節を前方に屈曲する筋肉が**腸腰筋**、後方に伸展するのが**大殿筋**だよ。
腸腰筋と大殿筋は拮抗しているよ！

いっしょに覚える！

☐ 骨格筋の収縮は、**筋原線維**の収縮によって起こる。

☐ 筋原線維には、**アクチン**と**ミオシン**という2種類の線維が規則正しく並んでいる。

☐ 細胞質中の**ATP**が分解されるときに、筋収縮に必要なエネルギーが生じる。

☐ 股関節のはたらきには、**屈曲、伸展、外転、内転、外旋、内旋**がある。

☐ 腸腰筋は骨盤内にある**腸骨筋・大腰筋・小腰筋**からなる。

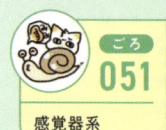

051 耳の構造

ごろ

感覚器系

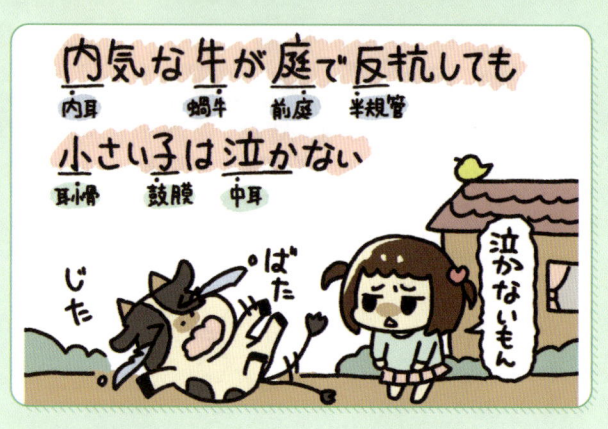

内気な牛が庭で反抗しても
内耳　蝸牛　前庭　半規管

小さい子は泣かない
耳小骨　鼓膜　中耳

じた。　ばた　泣かないもん

耳は外耳・中耳・内耳からなる平衡覚・聴覚に関与する器官だよ

いっしょに覚える！

☐ 側頭骨の錐体内に耳の感覚受容器がある。

☐ 耳の感覚受容器には、平衡覚を感知する前庭と半規管、音を感知する蝸牛がある。

☐ 前庭には卵形嚢と球形嚢という袋状の器官がある。

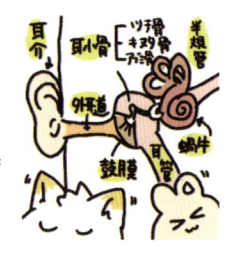

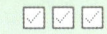

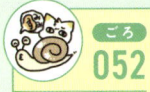

ごろ
052 平衡覚

感覚器系

半規管は**頭部の回転**（角加速度）を感知しているよ。前庭には卵形嚢と球形嚢があり、**頭部の傾き**を感知しているぞ

くわしく解説！

☐ **球形嚢**には、平衡斑という頭部の傾きを
　感知する感覚装置がある。運動時には上
　下垂直方向の直線加速度を感知する。

☐ **卵形嚢**は、球形嚢と同様の平衡斑がある。
　他にも運動時には前後水平方向の直線加
　速度を感受する機能がある。

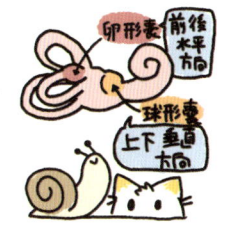

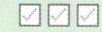

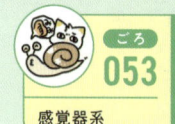

ごろ
053 眼球内での光の通路

感覚器系

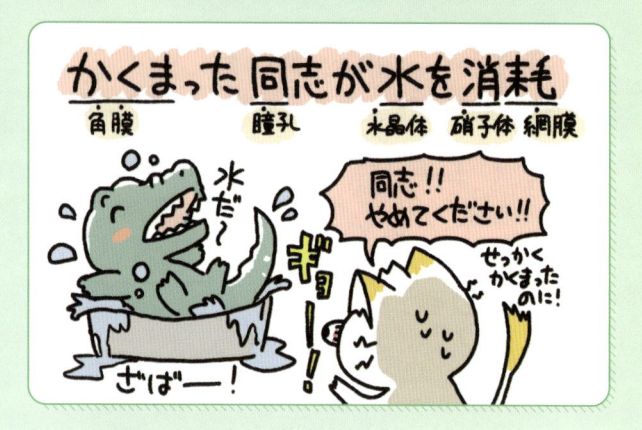

角膜を通過した光は、瞳孔から眼球内部に入り、水晶体で屈折して水晶体の後ろの硝子体内を通り、網膜に像をつくるんだ

いっしょに覚える！

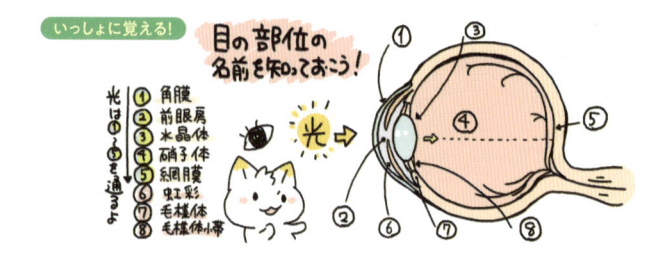

目の部位の名前を知っておこう！

光は①〜⑧を通るよ
- ① 角膜
- ② 前眼房
- ③ 水晶体
- ④ 硝子体
- ⑤ 網膜
- ⑥ 虹彩
- ⑦ 毛様体
- ⑧ 毛様体小帯

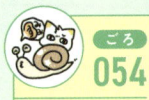

ごろ
054

感覚器系

白内障

優秀な虫が白い水を許諾

羞明　　霧視　　白内障　　水晶体の混濁

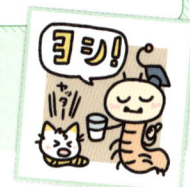

　羞明とは、明るい場所でまぶしさを感じやすくなる症状をいうよ

いっしょに覚える！

☐ 霧視はかすんで見えることをいう。

☐ 治療として進行予防のための点眼療法、混濁した水晶体の除去を行う手術療法がある。水晶体摘出後は、眼内レンズなど水晶体の代わりとなる凸レンズが必要となる。

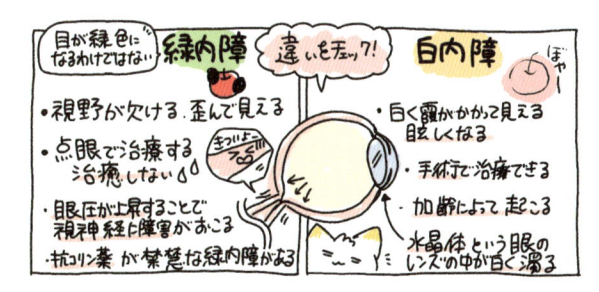

ごろ 055

感覚器系

緑内障

頑丈な頭が欠けて髪がちぢれて緑に

眼圧上昇　頭痛　視野欠損　視神経萎縮　　　緑内障

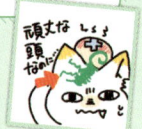

アトロピン（抗コリン薬）の投与はすべての緑内障ではなく、閉塞隅角緑内障で禁忌だよ！
抗コリン作用によって眼圧が上昇し悪化するんだ

ごろ 056

感覚器系

網膜剥離の症状

明るい光　は栗　屋が損

失明　　　光視症　網膜剥離　視野欠損

視野欠損では、「眼の中にカーテンが引かれた感じ」という自覚症状があるんだ

いっしょに覚える！

☐ 網膜剥離は視細胞が色素上皮層から剥がれて離れた状態である。

☐ 放置すると失明するので、レーザー治療や手術を行う。

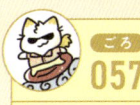

鉄欠乏性貧血

血液・造血器、免疫・
アレルギー疾患、膠原病

[作成者] いおりさん

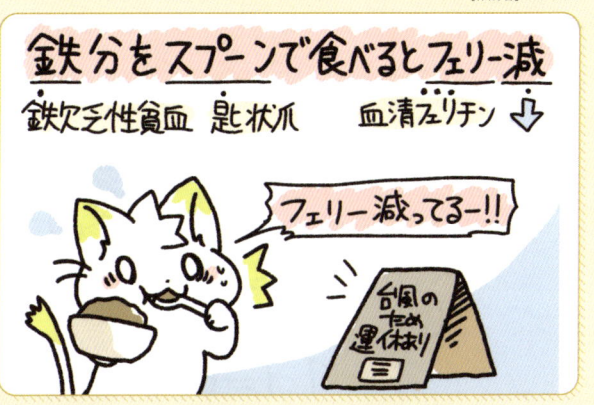

鉄分をスプーンで食べるとフェリー減

鉄欠乏性貧血　匙状爪　　血清フェリチン ↓

フェリー減ってるー!!

台風のため連休あり

 鉄欠乏性貧血の症状には、**動悸**があることも覚えておこう！

いっしょに覚える！

☐ 貧血の種類は、鉄欠乏性貧血の他に**下表**のようなものがある。

巨赤芽球性貧血	ビタミンB_{12}・葉酸欠乏によるDNA合成障害。胃がんや甲状腺機能異常症などで合併する
再生不良性貧血	骨髄での造血幹細胞の障害により、赤血球・白血球・血小板すべての血球が減少する難治性の造血障害
溶血性貧血	赤血球の破壊が亢進し、生産が追いつかない状態。溶血による間接ビリルビンの上昇によって黄疸になる

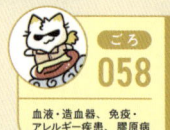

ごろ
058

血液・造血器、免疫・
アレルギー疾患、膠原病

細胞性免疫と
液性免疫

[作成者] おさつねこさん

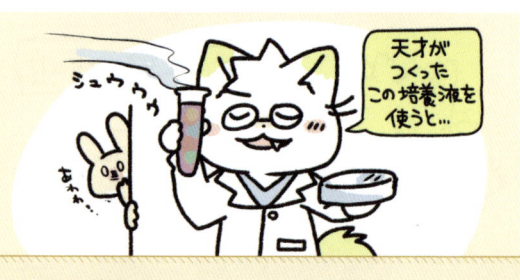

天才の 培養液

T細胞 細胞性免疫 B細胞 液性免疫

シュウゥ

あ〜〜。

天才が
つくった
この培養液を
使うと…

T細胞は胸腺(thymus)で、B細胞は骨髄(bone marrow)
で分化・成熟するよ！

いっしょに覚える!

☐ 体内に侵入した微生物や毒素に対し、抵抗する身体のしくみを**免疫**
という。

☐ **細胞性**免疫は抗体が作用できず、感染した細胞を破壊する免疫である。

☐ **液性**免疫は、抗体によって抗原を取り除く免疫である。

☐ 白血球は顆粒球(**好中球・好酸球・好塩基球**)・**リンパ球・単球**に分
けられる。リンパ球には**B細胞**や**T細胞、形質細胞**などがある。

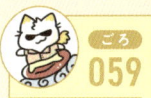

ごろ
059

Ⅰ型アレルギー

血液・造血器、免疫・
アレルギー疾患、膠原病

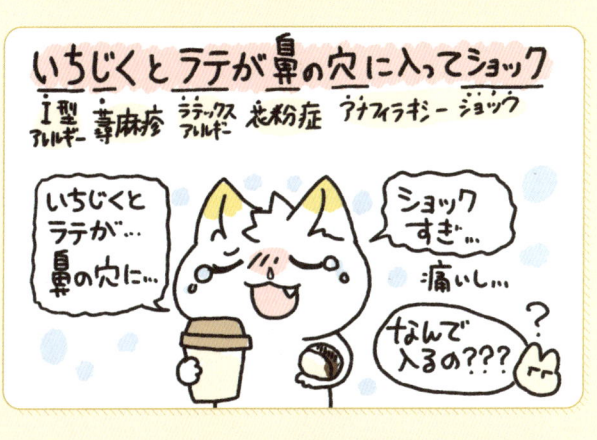

いちじくと ラテが 鼻の穴に 入って ショック
Ⅰ型　　蕁麻疹　　ラテックス　　花粉症　　アナフィラキシーショック
アレルギー　　　　アレルギー

いちじくと
ラテが…
鼻の穴に…

ショック
すぎ…

痛いし…

なんで
入るの？？？

ラテックスアレルギーでは、**天然ゴム製品を着用した**際に赤み・かゆみなどの皮膚障害が生じるよ

いっしょに覚える！

☐ Ⅰ型アレルギーには**IgE**[*]抗体が関与する。

☐ **肥満細胞**や**好塩基球**の細胞表面のIgEに抗原がつくと、細胞からヒスタミンなどが放出し**血管透過性**の亢進や**平滑筋**の収縮が起こる。

☐ 気管支喘息、アトピー性皮膚炎、食物アレルギーなどもある。

☐ 皮膚反応は**15〜30分**程度の短時間で起こる。

＊【IgE】immunoglobulin E：免疫グロブリンE

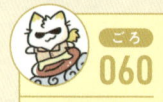

ごろ 060

血液・造血器・免疫・
アレルギー疾患、膠原病

II・III型アレルギー

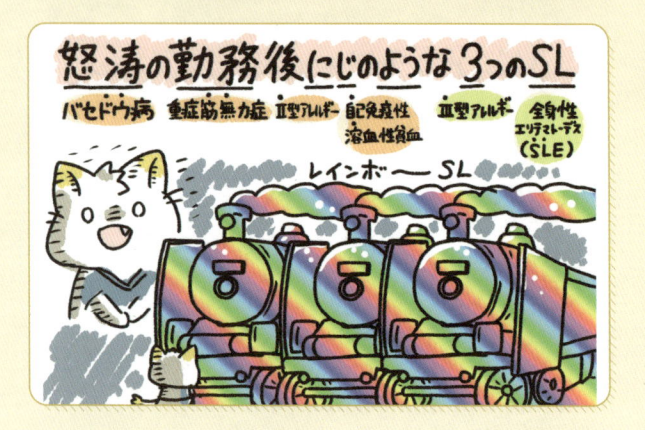

II型アレルギーとIII型アレルギーでは、抗体のIgGとIgM*が関与するんだ

いっしょに覚える！

☐ II型アレルギーでは、**抗体**が結合すると**貪食細胞**や活性化された**補体**によって**細胞融解**が起こる。反応時間は**数分〜数時間**である。

☐ III型アレルギーでは**免疫複合体**も関与している。これらが組織につくことによって、補体が活性化し酵素やヒスタミンなどの放出を引き起こし、組織を障害する。**4〜8時間**で反応する。

*【IgM】immunoglobulin M：免疫グロブリンM

ごろ
061

血液・造血器、免疫・
アレルギー疾患、膠原病

Ⅳ型アレルギー

[作成者] いおりさん

タッチで 呼べる！

接触性皮膚炎　　　Ⅳ型 ツベルクリン反応陽性

タッチ！　　呼んだ？　　にゅるん

Ⅰ～Ⅲ型アレルギーは**液性免疫**、Ⅳ型アレルギーは**細胞性免疫**による反応だよ

いっしょに覚える！

☐ Ⅳ型アレルギーは**感作Tリンパ球**が関与し、サイトカイン（とくに**リンホカイン**）を産生する。

☐ **抗体**は関与しない。

☐ **24～48時間**と反応時間が遅い。

☐ Ⅳ型アレルギーが関与する疾患には、他に**移植片対宿主病**（いしょくへんたいしゅくしゅびょう）がある。

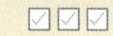

ごろ
062

血液・造血器、免疫・
アレルギー疾患、膠原病

全身性エリテマトーデス

[作成者] あさぎさん

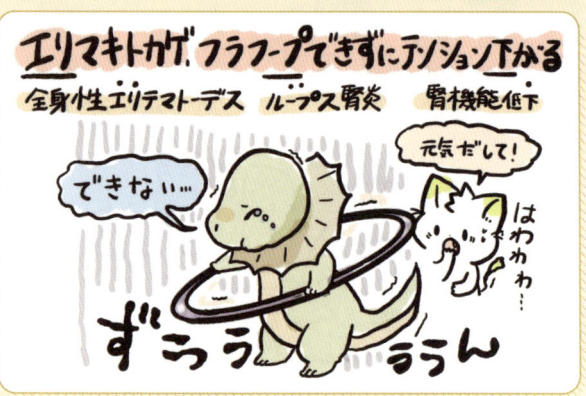

エリマキトカゲ、フラフープできずにテンション下がる
全身性エリテマトーデス　ルプス腎炎　腎機能低下

できない…

元気だして！

はわわ…

ずっっう　ううん

 この他、全身性エリテマトーデスの症状には**発熱**、**皮膚症状**、**口腔潰瘍**、**多発関節炎**などがあるよ！

いっしょに覚える！

☑全身性エリテマトーデス（SLE*）は20〜40歳の**女性**に多い全身性の**慢性炎症性の自己免疫疾患**である。**再燃**と**寛解**を繰り返す。

☑全身性エリテマトーデス（SLE）では**ループス腎炎**と**感染症**の発症は予後不良因子である。

☑**ステロイド**が第一選択薬で、短期間に大量のステロイドを投与する**ステロイドパルス療法**を行うことがある。

＊【SLE】systemic lupus erythematosus

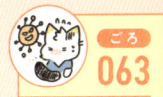

ごろ
063

感染症

空気感染する感染症

[作成者] リナさん

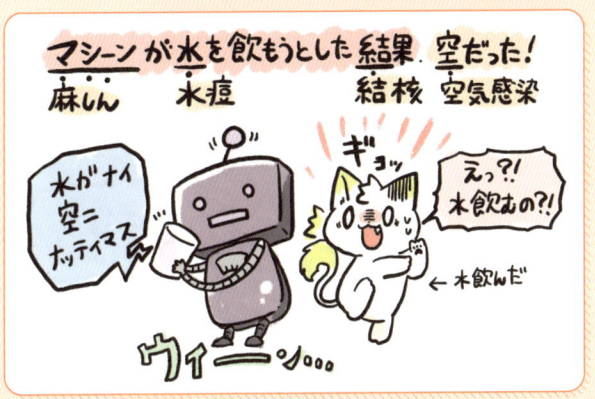

11
感染症

N95マスクは、空気感染を防止するための防護用具だよ

いっしょに覚える！

☐ 感染経路には**飛沫**感染、**飛沫核**感染（**空気**感染）、**接触**感染がある。

☐ **接触**感染：MRSA*、性感染症など。

☐ **飛沫**感染：風疹、インフルエンザなど。

☐ **飛沫**感染は直径5μm以上の粒子による感染である。**空気**感染はそれよりも小さい粒子（飛沫核）が空中に漂って起こる感染のため、サージカルマスクでは予防できない。

* 【MRSA】methicillin resistant staphylococcus aureus：メチシリン耐性黄色ブドウ球菌

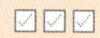

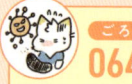

ごろ
064

感染症

世界の三大感染症

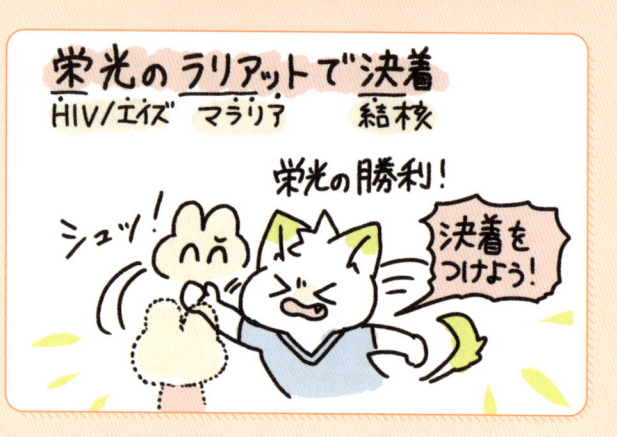

栄光の ラリアットで 決着
HIV/エイズ　マラリア　　結核

栄光の勝利！

シュッ！

決着を
つけよう！

エイズ（AIDS*）の原因となるヒト免疫不全ウイルス（HIV*）が感染する細胞は、**ヘルパー（CD4陽性）Tリンパ球**だよ

＊【AIDS】acquired immunodeficiency syndrome：後天性免疫不全症候群
＊【HIV】human immunodeficiency virus

いっしょに覚える！

☐ HIVのおもな感染経路は**性**感染、**母子**感染、**血液**感染である。

☐ エイズ患者は日和見感染症の予防が必要となる。

☐ **日和見感染症**とは、免疫力低下により健康な状態であれば感染しない微生物によって引き起こされる感染症をいう。

☐ HIVによる日和見感染で一番多いものが、**ニューモシスチス肺炎**である。他に多剤耐性緑膿菌感染症、カンジダ症、トキソプラズマ症、サイトメガロウイルス感染症などがある

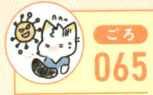

ごろ
065

感染症

蚊媒介感染症

[作成者] いぬのなまえさん

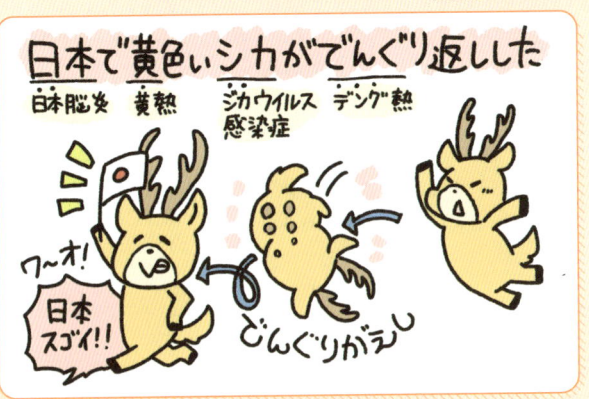

日本で黄色いシカがでんぐり返しした
日本脳炎　黄熱　ジカウイルス感染症　デング熱

ワ〜オ!
日本スゴイ!!

どんぐりがえし

11
感染症

 他には**チクングニア熱**、**ウエストナイル熱**、**マラリア**などがあるよ

いっしょに覚える!

□ 動物が由来の感染症のうち、ヒトとそれ以外の動物の双方が罹患する感染症を**人獣共通感染症**という。

□ 蚊以外に媒介する動物として、**Q熱**は犬・ダニ、**狂犬病**は犬・コウモリ、オウム病は鳥類、SFTS*はマダニがある。

□ **日本脳炎**には4回接種の不活化ワクチンがあり、定期接種の対象となっている。

*【SFTS】severe fever with thrombocytopenia syndrome：重症熱性血小板減少症候群

1類感染症

ク	マの	ペス、	さっさと南	へ	逃走
クリミア・ コンゴ 出血熱	マール ブルグ病	ペスト	ラッサ熱	南米 出血熱	エボラ 出血熱	痘そう

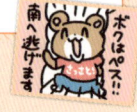

感染症法の1類感染症は
危険性がきわめて高い疾患！

2類感染症

さわやかで ま じめなポリス、

SARS（重症急性 呼吸器症候群）	MERS （中東呼吸 器症候群）	ジフテリア	ポリオ（急性灰白髄炎）

結構恋に泣く

結核	鳥インフルエンザ(H5N1)	鳥インフルエンザ(H7N9)

 2類感染症は危険性が高い疾患！

※SARSは病原体がベータコロナウイルス属SARSコロナウイルスであるもの、MERSは病原体がベータコロナウイルス属MERSコロナウイルスであるものに限る。

ごろ **068**

感染症

3類感染症

最近、千 葉 で超大人気のチョコレート

| 細菌性赤痢 | 腸チフス | パラチフス | 腸管出血性大腸菌感染症 | コレラ |

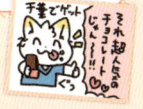

3類感染症は特定の職業への就業によって
感染症の集団発生を起こすことがあるんだ

ごろ **069**

感染症

おもな4類感染症

炭のま え で ぼーっとしつつ、

| 炭疽 | マラリア | A型肝炎 | デング熱 | ボツリヌス症 | つつが虫病 |

急に日本に今日きたき いろい鳥

| Q熱 | 日本脳炎 | 狂犬病 | 黄熱 | E型肝炎 | 鳥インフルエンザ（H5N1・H7N9を除く） |

4類感染症は動物・飲食物などを介して
ヒトに感染するという特徴があるよ！

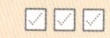

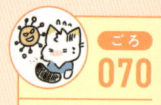

ごろ **070**

感染症

おもな5類感染症

[作成者] あこさん

ひ　ま人は　藤井へ言え

百日咳　麻疹　　破傷風　風疹　　エイズ

 新型コロナウイルス感染症は、2023年（令和5年）5月8日から5類感染症となったんだ

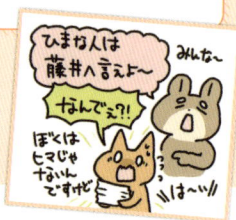

ひまな人は　藤井へ言えよ〜　みんな〜　なんで〜？！　ぼくは　ヒマじゃ　ないん　ですけど　は〜ツ

いっしょに覚える！

☑ 感染症は**感染症法（感染症の予防及び感染症の患者に対する医療に関する法律）**により、危険性の程度によって1〜5類に分かれている。

☑ 3類感染症の腸チフス・パラチフスは、発熱、3徴（脾腫・徐脈・ばら疹）、腸出血や腸管穿孔などの合併症が起こりやすい。

☑ 4類感染症のボツリヌス症を引き起こすボツリヌス菌は、**食中毒**を起こす嫌気性菌で、缶詰商品やいずしなどが原因。感染すると**呼吸筋麻痺**を生じる。

☑ 乳児ボツリヌス症の危険があるため、1歳まではちみつの摂取をしない。

☑ 5類感染症は他にインフルエンザ※、ウイルス性肝炎（E型肝炎・A型肝炎を除く）、MRSA（メチシリン耐性黄色ブドウ球菌）感染症、梅毒、性器クラミジア感染症など40疾患以上がある。

☑ MRSAは院内感染の原因として重要で、メチシリンに耐性がある黄色ブドウ球菌によるもの。**接触**感染予防を行う。有効な薬に**バンコマイシン塩酸塩**がある。

※鳥インフルエンザ・新型インフルエンザ等感染症を除く。

　暗記チェック！　A. 百日咳、麻疹、破傷風、風疹、エイズ（後天性免疫不全症候群）、新型コロナウイルス感染症（COVID-19）など

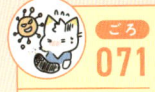

ごろ 071

ただちに届出が必要な感染症

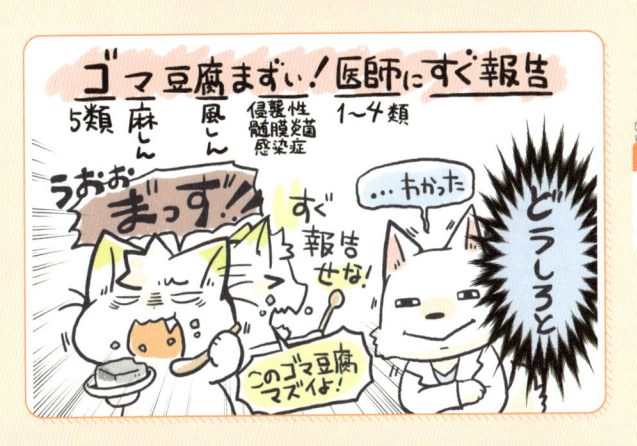

11
感染症

 1〜4類感染症については**全数報告でただちに届出！** 5類感染症では**麻疹、風疹、侵襲性髄膜炎菌感染症**はただちに届出が必要となるよ！

いっしょに覚える！

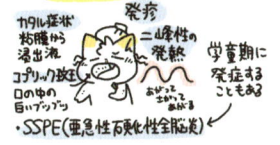

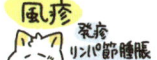

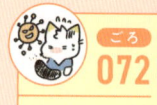

ごろ
072
感染症

水痘の発疹の経過

[作成者] しょこまりさん

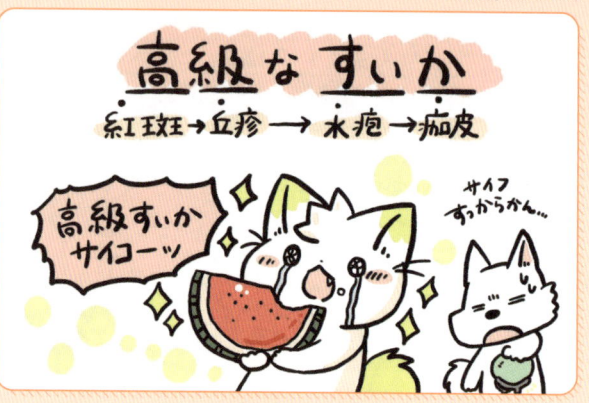

高級な すいか
紅斑 → 丘疹 → 水疱 → 痂皮

高級すいか サイコーッ

サイフ すっからかん…

水痘の発疹は紅斑、丘疹を経て水疱となり、痂皮化するよ！

いっしょに覚える！

☐ 水痘は**水痘帯状疱疹ウイルス**によって感染する。

☐ 水痘帯状疱疹ウイルスは、顔面神経麻痺を主症状とする**Ramsay Hunt（ラムゼイ・ハント）症候群**の原因となる。

☐ 水痘の潜伏期間：10〜21日。

☐ おもな感染経路：**飛沫感染・接触感染・空気感染**。

☐ 学校保健安全法により、水痘の出席停止期間は「すべての発疹が痂皮化するまで」と定められている。

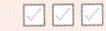
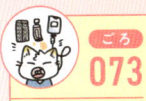

ごろ
073

薬理学

ワルファリンの拮抗作用

[作成者]りんご。さん

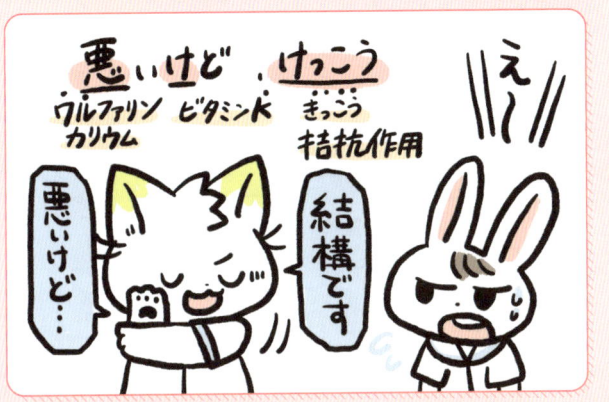

 ビタミンKは**納豆**や**クロレラ**に含まれているよ！

いっしょに覚える！

☐ ワルファリンカリウムは**抗凝固**薬で、**血栓**予防などに使用する。そのため**出血傾向**を考慮し、手術前には投与の中止を検討する。

☐ ビタミンKは肝臓での**プロトロンビン**産生にかかわっている。

☐ 降圧薬の**カルシウム拮抗薬**はグレープフルーツを接種すると作用が強くなるため、避けるように指導する。

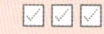

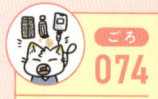

ごろ
074

薬理学

麻薬性鎮痛薬

［作成者］れなぱんさん

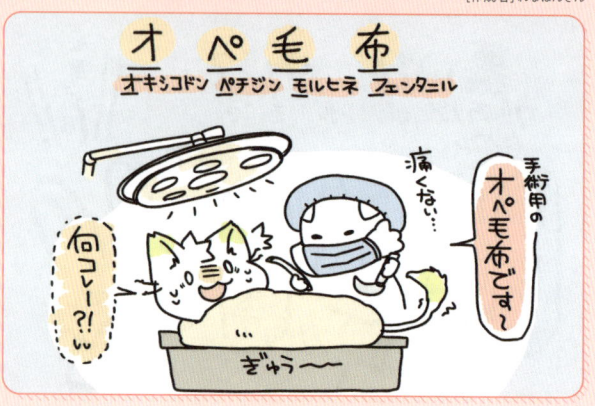

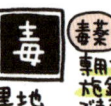 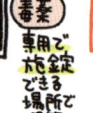 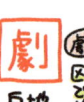 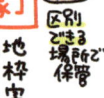

これらの麻薬はラベルに麻の文字を表示して他の薬品と区別し、鍵のかかる堅固な設備で保管するよ！

いっしょに覚える！

☐毒薬は他の薬剤と区別し、鍵をかけて保管する。

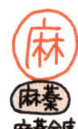 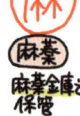

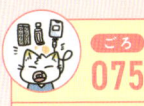

ごろ 075 モルヒネの副作用

薬理学

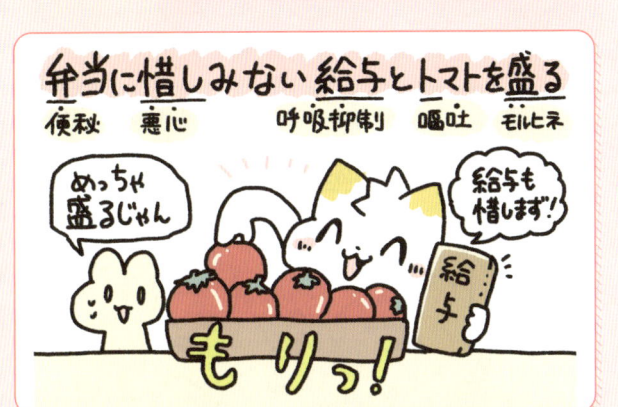

弁当に惜しみない 給与とトマトを盛る
便秘　悪心　　呼吸抑制　嘔吐　モルヒネ

めっちゃ盛るじゃん

給与も惜します！

給与

もりっ！

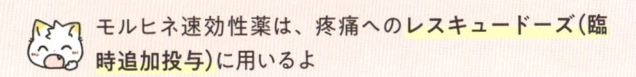

モルヒネ速効性薬は、疼痛へのレスキュードーズ（臨時追加投与）に用いるよ

いっしょに覚える！

- ☐ モルヒネは**オピオイド**の1つで、オピオイド受容体と結合することで鎮痛効果を発揮する。
- ☐ オピオイドはモルヒネの他に**オキシコドン、フェンタニル、コデインリン酸塩水和物**がある。
- ☐ がん疼痛コントロールではNSAIDs*・アセトアミノフェンなどの非オピオイド鎮痛薬、オピオイド、抗うつ薬などの鎮痛補助薬を使用する。
- ☐ 便秘は高頻度の副作用で、出現した場合は緩下剤を使用する。

＊【NSAIDs】non-steroidal anti-inflammatory drugs：非ステロイド性抗炎症薬

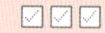

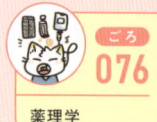

ごろ
076

薬理学

副腎皮質ステロイド薬の有害作用

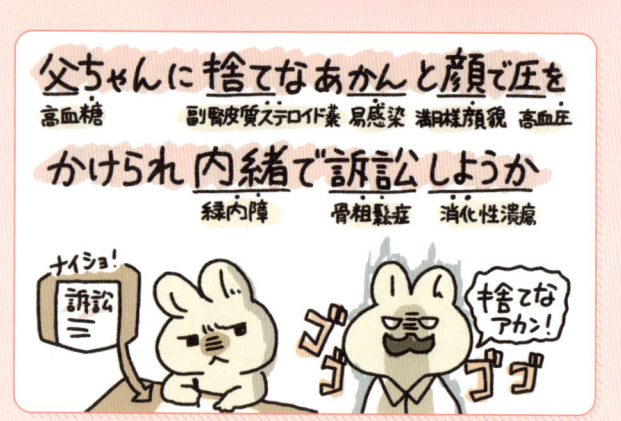

父ちゃんに　捨てな　あかん　と　顔で圧を
高血糖　　　副腎皮質ステロイド薬　易感染　満月様顔貌　高血圧

かけられ　内緒で　訴訟　しようか
　　　緑内障　　　骨粗鬆症　消化性潰瘍

ナイショ！
訴訟

捨てな
アカン！

副腎皮質ステロイド薬の作用は、**炎症**の**抑制**だよ！

いっしょに覚える！

☑ 副腎皮質ステロイド薬には**プレドニゾロン**、デキサメタゾンなどがある。

☑ 副腎皮質ステロイド薬を長期投与している場合、副腎は萎縮し分泌機能が低下している。そのため急に投与を中止すると、ホルモン分泌が不十分になり、**ステロイド離脱症候群**として発熱、悪心・嘔吐などの症状が出現する。ショックに移行したり副腎クリーゼが起こることがある。

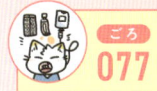

ごろ **077**

薬理学

睡眠薬の作用時間

[作成者] じゅりおんなさん

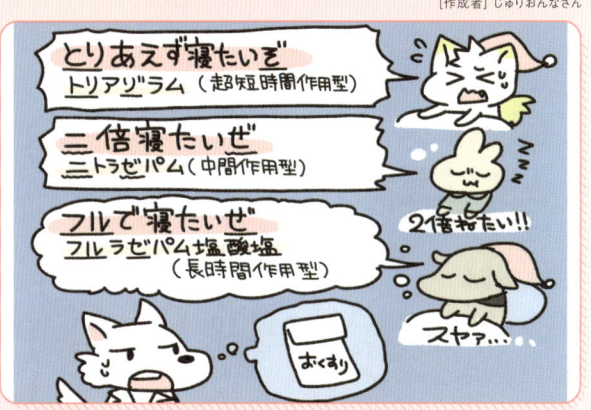

とりあえず寝たいぞ
トリアゾラム（超短時間作用型）

二倍寝たいぜ
二トラゼパム（中間作用型）

フルで寝たいぜ
フルラゼパム塩酸塩
（長時間作用型）

2倍寝たい!!

スヤァ…

おくすり

12 薬理学

睡眠薬には**ブロチゾラム**などの**短時間作用型**もあるよ！

いっしょに覚える！

不眠のパターン 「眠れない」の内容をチェック！

入眠困難	中途覚醒型	早朝覚醒型	熟眠障害型

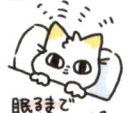
眠るまで時間がかかる

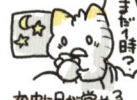
まだ1時っ…
夜中に目が覚める

4時かぁ〜
朝早くに目が覚める

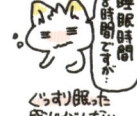
睡眠時間は8時間ですが…
ぐっすり眠った感じがしない

暗記チェック！　A. トリアゾラム：超短時間作用型／ニトラゼパム：中間作用型
フルラゼパム塩酸塩：長時間作用型

75

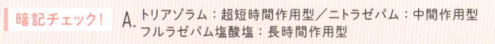

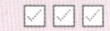

【ごろ】

078

関係法規

介護保険の被保険者

[作成者] miyukiさん

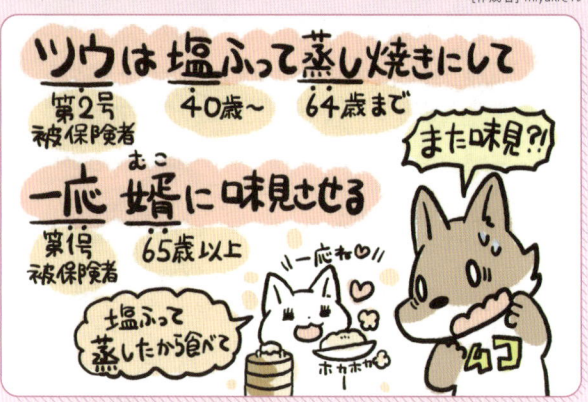

ツウは 塩ふって 蒸し焼きにして
第2号被保険者　40歳〜　64歳まで

また味見？！

一応 婿に味見させる
第1号被保険者　65歳以上

一応ね♡

塩ふって蒸したから食べて

ホカホカ

ムコ

第1号被保険者は**65歳以上**の人で、**介護保険被保険者証**が交付されるよ。
第2号被保険者は**40歳〜64歳**までの**医療保険**加入者だよ！

☑介護保険の保険者：**市町村**と**特別区**（東京23区）。

☑介護保険は**現物**給付である。

☑第2号被保険者が介護サービスを受けられるのは、**末期がん**、**関節リウマチ**、ALS*、**脳血管疾患**など介護保険法で定められている特定16疾病（くわしくはこの本のカバー下）である。

☑要介護認定は**市町村**に申請し、介護認定審査会が判定を行う。

☑要介護認定に不服である場合は、都道府県の**介護保険審査会**に審査請求できる。

＊【ALS】amyotrophic lateral sclerosis：筋萎縮性側索硬化症

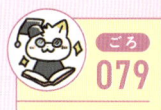

ごろ
079

関係法規

厚生労働大臣が定める疾病等

[作成者] プチメタボナースさん

急 に そこの 重機の 事故で

| 球脊髄性 | 筋萎縮性 | 重症筋無力症 | 人工呼吸器を |
| 筋萎縮症 | 側索硬化症 | | 使用している状態 |

ケツ損傷した背が小さいアッコ 婦人に

| 頸髄損傷 | 脊髄小脳変性症 | 亜急性硬化性全脳炎 | 副腎白質ジストロフィー |

まぁまぁ高え ライム プリンと酢 だこを

| 末期の悪性腫瘍 | 多系統萎縮症 | ライソゾーム病 | プリオン病 | スモン | 多発性硬化症 |

半分 買うて 責任とる前田は

| ハンチントン病 | 後天性免疫不全症候群 | 脊髄性筋萎縮症 | 慢性炎症性脱髄性多発神経炎 |

信金のビジネスパーソン

| 進行性筋ジストロフィー症 | パーキンソン病関連疾患 |

 厚生労働大臣が定める疾病等に
該当する場合、
医療保険による週4回以上の
訪問看護が適用されるよ

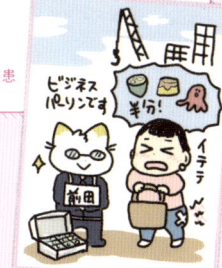

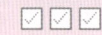

ごろ
080

地域包括支援センター

関係法規

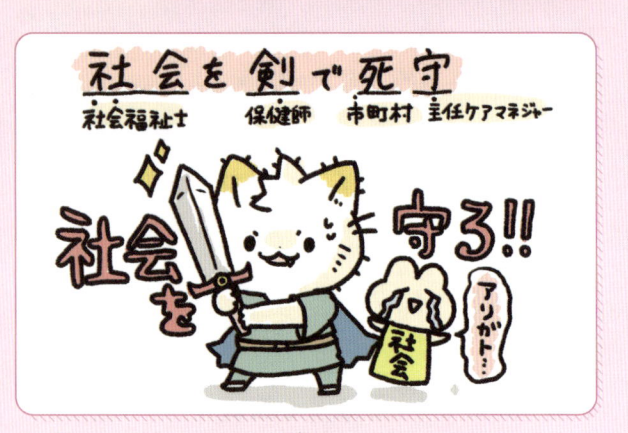

社会を剣で死守
社会福祉士　保健師　市町村　主任ケアマネジャー

社会を　守る!!　アリガト…　社会

地域包括支援センターの設置主体は**市町村**で、**保健師・社会福祉士・主任ケアマネジャー（主任介護支援専門員）**などが配置されるんだ

いっしょに覚える！

☑ 地域包括支援センターは、**市町村**が中心となって運営している地域の支援事業の拠点である。

☑ 地域包括支援センターは、おもに以下の4つの業務がある。
①総合相談支援
②介護予防ケアマネジメント
③包括的・継続的ケアマネジメント支援
④権利擁護

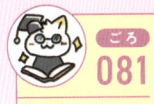

生活保護の種類

[作成者] ぱぴぷさん

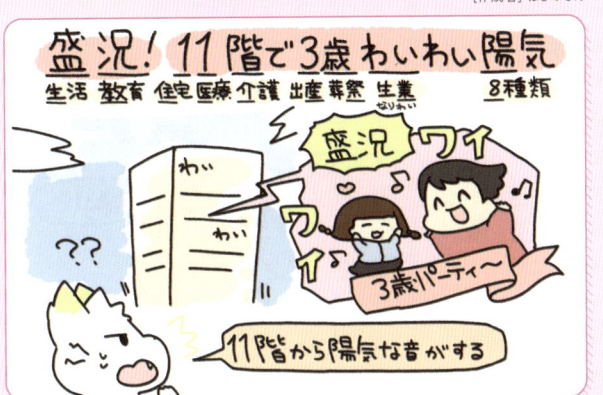

盛況！11階で3歳わいわい陽気

生活　教育　住宅　医療　介護　出産　葬祭　生業（なりわい）　8種類

盛況　ワイ　ワイ　ワイ

3歳パーティ〜

11階から陽気な音がする

 8種類の扶助のうち、医療扶助と介護扶助は**現物給付**、それ以外は原則**金銭給付**だよ！

13
関係法規

いっしょに覚える！

☐ 生活保護は**福祉事務所**が担当する。

☐ 生活保護費の中で最も多くの割合を占めているのが**医療**扶助、受給者数（1か月平均）で最も多いものは**生活**扶助である（令和2年度）。

☐ 生活保護開始の理由で最も多いものが、**貯金等の減少・喪失**である（令和4年度）。

☐ 生活保護を受給すると国民健康保険の適用除外となる。つまり医療保険の被保険者ではなくなる。

☐ 医療扶助を受けている入院患者では**精神・行動の障害**が最も多い（令和4年）。

暗記チェック！　A.生活扶助、教育扶助、住宅扶助、医療扶助、介護扶助、出産扶助、葬祭扶助、生業扶助

79

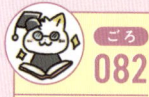

082 児童虐待の種類と通報先

関係法規

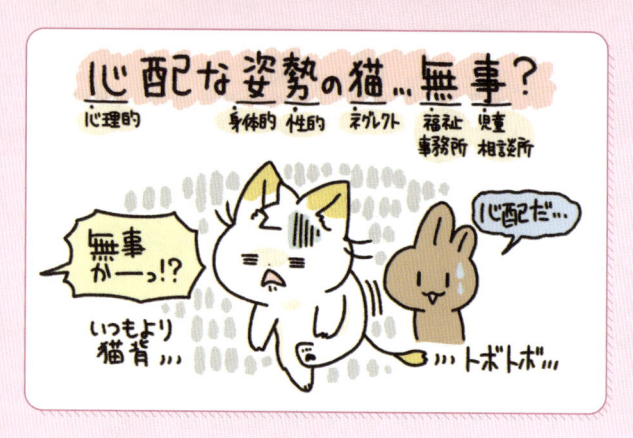

心配な姿勢の猫…無事？
心理的　身体的　性的　ネグレクト　福祉事務所　児童相談所

 一番多いのは心理的虐待！

いっしょに覚える！

☑ 児童虐待の通報先は、**児童虐待防止法**により定められている。

☑ 児童虐待の1つに、親によって病的な症状がつくられる**代理によるミュンヒハウゼン症候群**がある。

☑ 虐待が疑われた場合、医療者は理由を詮索(せんさく)せず、親が気持ちを表出できるように援助する。

☑ 児童が同居している家庭の配偶者の暴力は通告の**対象となる**。

暗記チェック！　A.種類：心理的虐待、身体的虐待、性的虐待、ネグレクト
通報先：福祉事務所、児童相談所

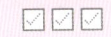

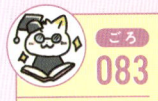

ごろ
083
関係法規

産前産後の休業

[作成者] しゃけさん

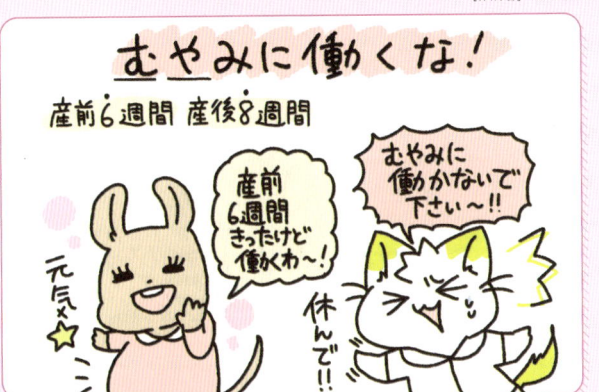

 産前産後の休業は**労働基準法**に定められているよ！

13 関係法規

いっしょに覚える!

☐ 労働基準法は労働時間（1週間で**40時間以内**）や休憩など、最低限の労働条件を定めている。

☐ 産前産後の休業だけでなく、妊産婦の**時間外労働**の制限、**危険有害業務**の就業制限、乳児の育児時間の請求、生理休暇についても規定している。

☐ 多胎妊娠では産前**14週間**請求し、休業できる。

☐ 乳児を育てている女性は、**1歳**になるまで1日**2回**、1回あたり**30分**以上の育児時間を請求できる。

ごろ
084

関係法規

母子保健法

[作成者] みあさん

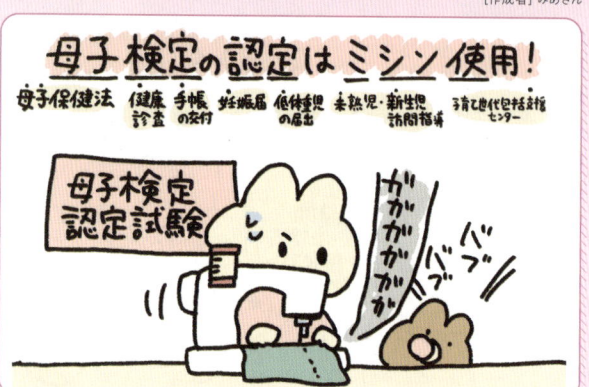

 子育て世代包括支援センターを見直した**こども家庭センター**が、2024年から設置されるようになったよ！

☐ 妊娠の届出により、**市町村**には**母子健康手帳**の交付が義務づけられている。

☐ 妊産婦保健指導は、病院・診療所・助産所で行われる。

☐ 乳幼児健康診査では1歳6か月児健康診査、3歳児健康診査がある。

☐ 母子保健法には、上記のほか**未熟児養育医療**も定められている。

小児を対象とする公費負担医療

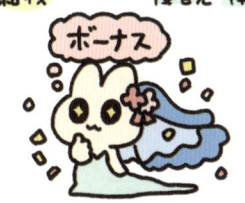
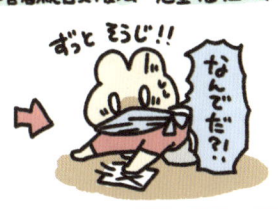

未来のボーナスに満足して幸福な

未熟児　母子保健法　小児慢性特定疾病　児童福祉法

結婚をしても 生涯 そうじ

結核　　　障害児　障害者総合支援法　児童福祉法

13
関係法規

それぞれの根拠法は、未熟児養育医療が**母子保健法**、小児慢性特定疾病と結核児童養育医療が**児童福祉法**、障害児の自立支援医療が**障害者総合支援法**と**児童福祉法**となっているよ

いっしょに覚える！

☐ **未熟児養育医療**は出生時の体重が2,000g以下、低体温、強い黄疸などの高リスクの未熟児が対象である。

☐ 児童福祉法の対象は満**18歳**未満の者すべてである。

☐ 児童福祉法には、都道府県は児童福祉審議会を設置しなくてはならないと定められている。

☐ 児童福祉法には、経済的理由により**入院助産**を受けることができない妊産婦に、助産を受けさせることを目的とする**助産施設**について定められている。

ごろ 086
関係法規

4種混合ワクチン

[作成者] 匿名希望さん

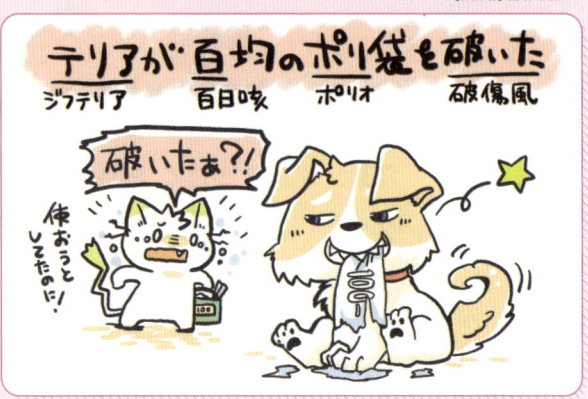

テリアが　百均の　ポリ袋を　破いた
ジフテリア　百日咳　ポリオ　破傷風

破いたぁ？！

俺おうと
してたの！

 2024年4月から、4種混合ワクチンに**Hib*ワクチン**（乳児の髄膜炎などを抑制する）を加えた5種混合ワクチンが定期接種になったぞ！

いっしょに覚える！

☑ **MR*ワクチン**とは**麻疹・風疹**を対象とした定期接種で、初回接種が12〜23か月まで、次が5〜6歳までの**2回**行う。**生**ワクチンが使用される。

☑ **日本脳炎**は3歳で2回、4歳で1回、9〜12歳で1回の合計4回の定期接種を行う。

☑ **BCG*** は結核を対象とした定期接種で、生後5〜7か月に1回のみ接種する。**生**ワクチンが使用される。

* 【Hib】Haemophilus influenzae type b：ヘモフィルスインフルエンザ菌b型
* 【MR】measles and rubella：麻疹・風疹
* 【BCG】bacillus Calmette Guerin：カルメット・ゲラン桿菌

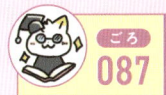

ごろ
087

5疾病6事業

関係法規

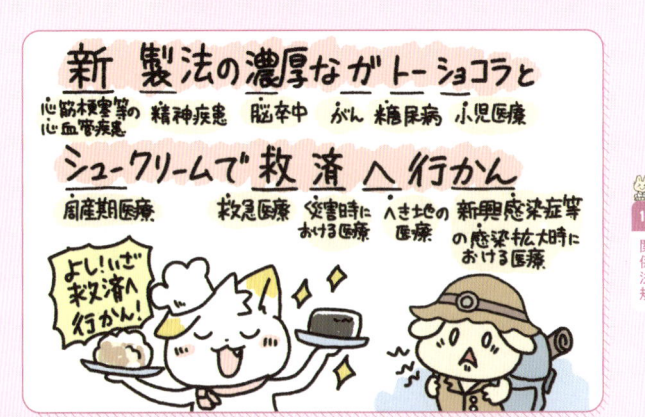

新 製法の濃厚ながトーショコラと
心筋梗塞等の心血管疾患　精神疾患　脳卒中　がん　糖尿病　小児医療

シュークリームで救済へ行かん
周産期医療　救急医療　災害時における医療　へき地の医療　新興感染症等の感染拡大時における医療

これらに**在宅医療**が加わるよ。「**新興感染症等の感染拡大時**における医療」は、第8次医療計画（令和6年度）で追加されたんだ

13
関係法規

いっしょに覚える！

☐ **医療計画**は都道府県が国の基本方針に則し、地域の実情に応じて都道府県における医療提供体制の確保を図るために作成され、**6年**ごとに見直される。

☐ 医療計画には基準**病床**数などが定められている。

☐ 医療法施行規則には、一般病床の患者1人に必要な病室床面積は**6.4㎡以上**と定められている。

☐ 医療法では、医業・歯科医業を行う場所で**20人以上**の患者が入院できる施設を「病院」と規定する。患者が入院できる施設をもたない、あるいは**19人以下**の患者が入院できる施設を「診療所」と規定する。

暗記チェック！ A. 5疾病：心筋梗塞等の心血管疾患、精神疾患、脳卒中、がん、糖尿病／6事業：小児医療、周産期医療、救急医療、災害時における医療、へき地の医療、新興感染症等の感染拡大時における医療

85

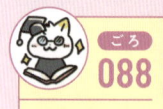

ごろ
088

関係法規

ヘルスプロモーション

[作成者] あこさん

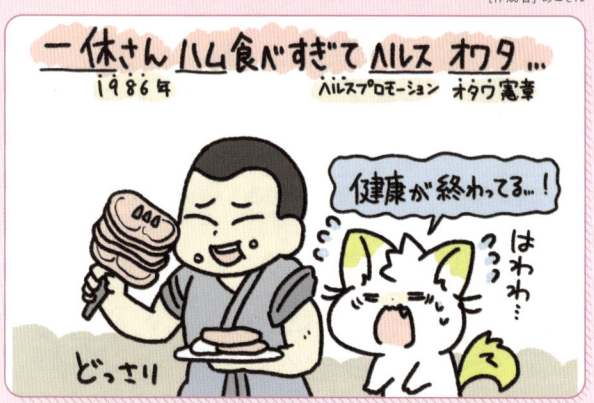

一休さん ハム食べすぎて ヘルス オワタ…
1986年　　　　　ヘルスプロモーション　オタワ憲章

健康が終わってる…！

はわわ…
ううう…

どっさり

 ヘルスプロモーションは「人々が自らの健康を**コントロール**し、改善できるようにする**プロセス**」と定義されているんだ

いっしょに覚える！

☑ ヘルスプロモーションの3つのプロセスは**唱道、能力の付与、調停**である。

☑ 5つの活動分野には、①健康的な公共政策づくり、②健康を支援する環境づくり、③地域活動の強化、④個人技術の強化、⑤ヘルスサービスの方向転換がある。

☑ 1978年**アルマ・アタ宣言**では、健康は人々の権利とする**プライマリヘルスケア**が提唱された。おもに発展途上国での保健医療活動の理念とされる。

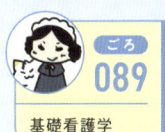

ごろ
089

基礎看護学

マズローの欲求階層説

[作成者] はー坊さん

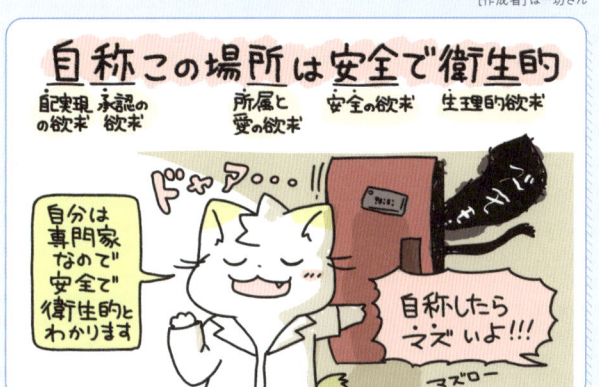

自称この場所は安全で衛生的
自実現　承認の　　　所属と　安全の欲求　生理的欲求
の欲求　欲求　　　　愛の欲求

ドゥア…!!

自分は専門家なので安全で衛生的とわかります

自称したらマズいよ!!!

マズロー

14
基礎看護学

　最高次の欲求は**自己実現**の欲求、最低次の欲求は
生理的欲求だよ！

くわしく解説！

□患者に優先して対応するべき欲求は**生理的欲求**で、人間にとって生きる上で必要な食欲・睡眠欲などの欲求のことである。

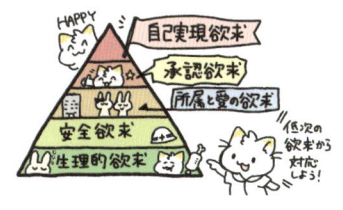

HAPPY

自己実現欲求
承認欲求
所属と愛の欲求
安全欲求
生理的欲求

低次の欲求から対応しよう！

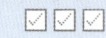
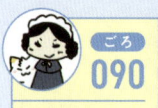

ごろ 090

基礎看護学

エリクソンの発達段階

入　試して　はじめて　自立した。
乳児期　基本的信頼　幼児初期　自律感

主　要な勉　学にはげみ、正　確で
主導性　幼児期　勤勉感　学童期　　　青年期　アイデンティティの確立

精　密な装　飾をほどこすが、
成人初期　親密性　壮年期　生殖性

路　頭に迷う
老年期　統合性

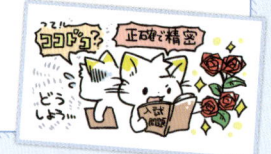

 エリクソンの発達課題はポジティブな面とネガティブな面があるんだ。これはポジティブな面を覚えるためのごろだよ！

いっしょに覚える！

☑ ポジティブな面を頭に入れたら、図をチェックしてネガティブな面を知っておこう！

岡堂哲雄：心理学 ヒューマンサイエンス．金子書房，東京，1985：126．より引用

（死）

		ポジティブな面	人間の強さ	ネガティブな面
老年期	第8段階	統合性	英知	絶望
壮年期	第7段階	生殖性	世話(ケア)	停滞
成人初期	第6段階	親密性	愛の能力	孤立
青年期	第5段階	アイデンティティの確立	忠誠心	役割の拡散
学童期	第4段階	勤勉感	適格意識	劣等感
幼児期	第3段階	主導性（積極性）	目的意識	罪悪感
幼児初期	第2段階	自律感	意志力	恥・疑惑
乳児期	第1段階	基本的信頼	希望	基本的不信

（誕生）　　（ポジティブな面）　（人間の強さ）　（ネガティブな面）
ライフ・タスク

郵便はがき

料金受取人払郵便

小石川局承認

8069

差出有効期間
2026 年 4 月
20日まで
（このはがきは、
切手をはらずに
ご投函ください）

112-8790

065
（受取人）
東京都文京区
小石川二丁目三─二三

照林社　書籍編集部行

□□□-□□□□　TEL　　─　　─

都道　　　　市区
府県　　　　郡

（フリガナ）　　　　　　　　　　　　　　　　　　　　年齢

お名前　　　　　　　　　　　　　　　　　　　　　　　　歳

あなたは	1.学生　2.看護教員　3.看護師・准看護師　4.その他（　　　　　）
学生の方	1.大学　2.短大　3.専門学校　4.高等学校　5.その他（　　　　）
	1.レギュラーコース　2.進学コース　3.准看護師学校
看護教員の方	担当科目　1.総論　2.成人　3.小児　4.母性　5.その他（　　）
臨床の方	病棟名（　　　）病棟　役職 1.師長　2.主任　3.その他（　　）
その他の所属の方	1.訪問看護　2.診療所　3.介護施設　4.その他（　　　）

今後、出版物（雑誌・書籍等）のご案内、企画に関係するアンケート、セミナー等のご
案内を希望される方はE-mailアドレスをご記入ください。

E-mail

ご記入いただいた情報は厳重に管理し、第三者に提供することはございません。

『看護師国試 #ごろプロ』
愛読者アンケート

(200635)

★ご愛読ありがとうございました。今後の出版物の参考にさせていただきますので、アンケートにご協力ください。

●本書を何でお知りになりましたか？（いくつでも）
　1. 書店で実物を見て　2. 学校から紹介されて
　3. 友人・知人に紹介されて　4. 書店店員に紹介されて　5. チラシを見て
　6. プチナースの広告を見て　7. SNSで
　8. インターネットで調べて　9. その他（　　　　　　　　　　　　）

●本書はどのようにして購入されましたか？
　1. 書店で　2. インターネット書店で　3. 学校へ出入りの書店や生協で
　4. その他（　　　　　　　　　　　　　　　　　　　　　　　）

●本書を購入いただいた動機は下記のどれですか？（いくつでも）
　1. タイトルを見て　2. 表紙に惹かれて　3. 目次を見て　4. 執筆者を見て
　5. 内容を立ち読みして　6. イラスト・写真が多かったから
　7. 新しい情報が入っていたから　8. その他（　　　　　　　　　）

●本書の感想、役立った内容、物足りなかった内容を具体的に教えてください。

●看護師国試の本・雑誌としてあなたが欲しい内容・テーマを教えてください。

ご回答ありがとうございました。ご記入いただいた内容は、個人が特定されない範囲で書籍の広告宣伝等に使用させていただくことがございます。

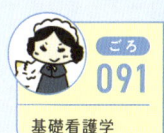

倫理原則

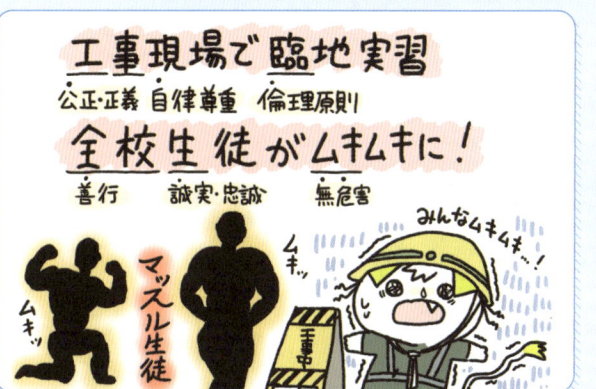

工事現場で臨地実習
公正・正義　自律尊重　倫理原則
全校生徒がムキムキに！
善行　　誠実・忠誠　　無危害
みんなムキムキッ…！
ムキッ
マッスル生徒
工事中

14
基礎看護学

患者が平等に医療を受けられるように、公平な資源の配分を行うのは「**公正・正義**」、自己決定を尊重するのは「**自律尊重**」、最善を尽くすのが「**善行**」、正直であることが「**誠実・忠誠**」、危害を加えないことが「**無危害**」だよ

いっしょに覚える！

☐患者の権利（リスボン宣言の原則）は以下の通り。

  ☐良質の医療を受ける権利　☐選択の自由の権利

  ☐自己決定の権利　　　　　☐情報に対する権利

  ☐守秘義務に対する権利　　☐尊厳に対する権利　など

☐看護師は患者の権利を擁護する役割がある。患者の権利の擁護を**アドボカシー**という。

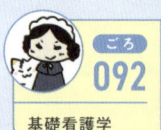

ごろ
092
基礎看護学

ヘルシンキ宣言

[作成者] なちょさん

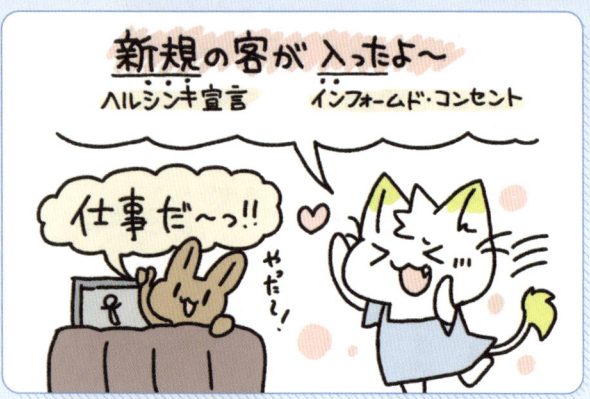

 ヘルシンキ宣言では、**インフォームド・コンセント**（医療従事者による十分な説明に基づく患者の同意を示す）が提唱されたよ〜

くわしく解説！

☑ インフォームド・コンセントは**医療法**に努力義務規定として盛り込まれている。

☑ 患者の**知る権利**、**自己決定権**を尊重するために実施する。

☑ **インフォームド・アセント**とは、子供に対して、これから実施する処置などを理解できるようにわかりやすく説明して、子供が納得できることをいう。

☑ 医療行為を行うためにはインフォームド・コンセントによって同意を得る必要があるが、緊急事態で同意を得る時間的余裕がない場合は**省略すること**ができる。

ごろ
093

心音の聴診

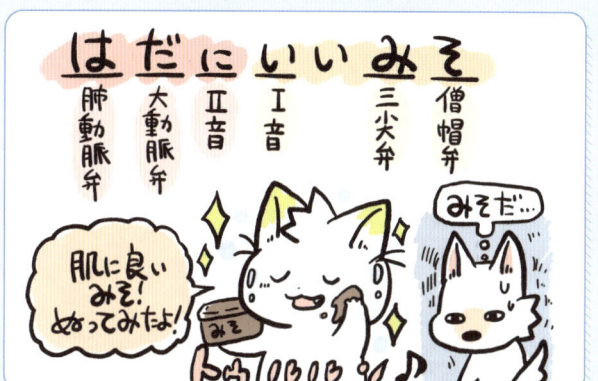

は　だ　に　いい　み　そ

肺動脈弁　大動脈弁　II音　I音　三尖弁　僧帽弁

14
基礎看護学

肺動脈弁・大動脈弁領域では II 音が大きく、三尖弁・僧帽弁領域では I 音のほうが大きく聴こえるよ！

くわしく解説！

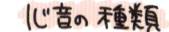

心音の種類

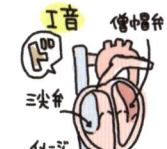

I音　僧帽弁
三尖弁
イメージ

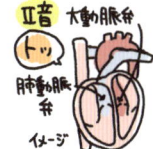

II音　大動脈弁
トッ
肺動脈弁
イメージ

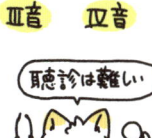

III音　IV音

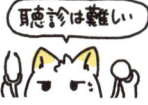

聴診は難しい

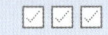

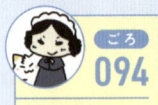

ごろ
094

基礎看護学

腹部のフィジカル アセスメントの順番

[作成者] ペジさん

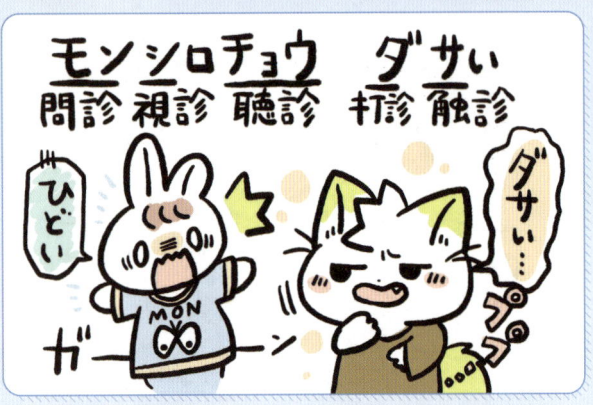

> モンシロチョウ ダサい
> 問診 視診 聴診　打診 触診

 腹部のフィジカルアセスメントでは、触診や打診よりも先に**聴診**を行うよ！　直接触るものはあとにするんだね

いっしょに覚える！

腹部(とくに腹痛)のフィジカルアセスメントの項目例

問診	いつから症状が出現したか、食事の状況、腹痛の程度。排便状況
視診	嘔吐の有無、表情、体位
聴診	腸蠕動音(ちょうぜんどうおん)の有無、異常音(腸閉塞(ちょうへいそく)など)
打診	疼痛の部位
触診	疼痛の部位、腹部の腫脹(しゅちょう)の確認

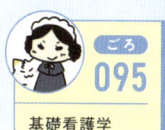

ごろ
095

基礎看護学

バイオハザード
マーク

[作成者] skrさん

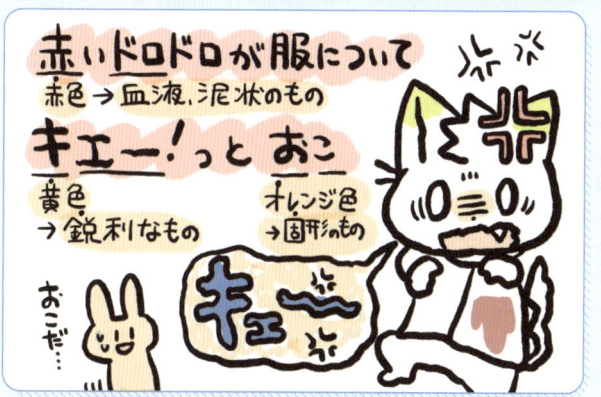

赤色・黄色のバイオハザードマークの容器に入れるものは**感染性産業廃棄物**とするよ！　オレンジ色のバイオハザードマークの容器に入れるものは**感染性一般**廃棄物とすることが多いよ

くわしく解説！

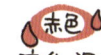
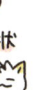
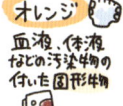
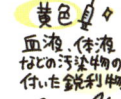
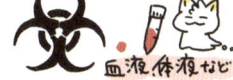
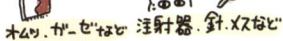
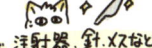

14
基礎看護学

暗記チェック！ A. 血液・泥状のもの：赤色／鋭利なもの：黄色
固形のもの：オレンジ色

 93

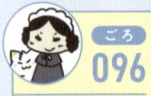

ごろ
096

基礎看護学

死の三徴候

[作成者] だいたいさん

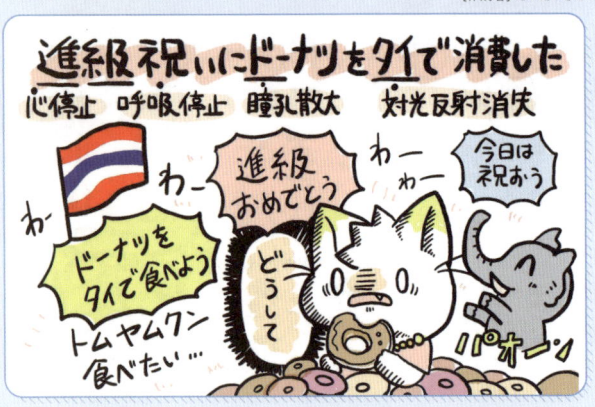

「心停止」「呼吸停止」「瞳孔散大と対光反射消失」の3つがそろったときに、人間の死と判定しているよ

いっしょに覚える！

死亡についての統計メモ

粗死亡率	死亡数÷人口
年齢調整死亡率	年齢構成の異なる地域間で死亡状況の比較をするため、年齢構成を調整した死亡率※
妊産婦死亡率	妊娠中または妊娠終了後満42日未満の死亡数÷出産（出生＋死産）数

※年齢構成を調整しない「粗死亡率」は、高齢者の多い地域では高くなり、若年者の多い地域では低くなる傾向がある。

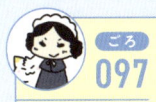

脳幹反射

[作成者] イヴさん

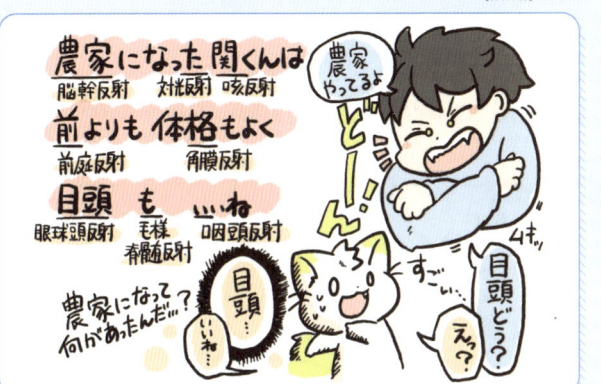

脳幹反射の消失は**脳死**判定基準の1つだよ！　他の判定基準には**深昏睡**、**自発呼吸**の消失、**瞳孔**が固定し**瞳孔**径は左右とも4mm以上であること、**平坦**脳波などがあるね

いっしょに覚える！

☑脳死とは、脳のすべての機能が不可逆的に**停止**した状態をいう。

☑臓器移植には年齢制限が**ない**。

☑臓器移植法が改正され、2010年から、家族の書面による承諾により15歳未満の方からの臓器提供が可能になった。

暗記チェック！　A.対光反射、咳反射、前庭反射、角膜反射、眼球頭反射、毛様脊髄反射、咽頭反射

95

14 基礎看護学

098 静脈血採血の穿刺部位

基礎看護学
ごろ

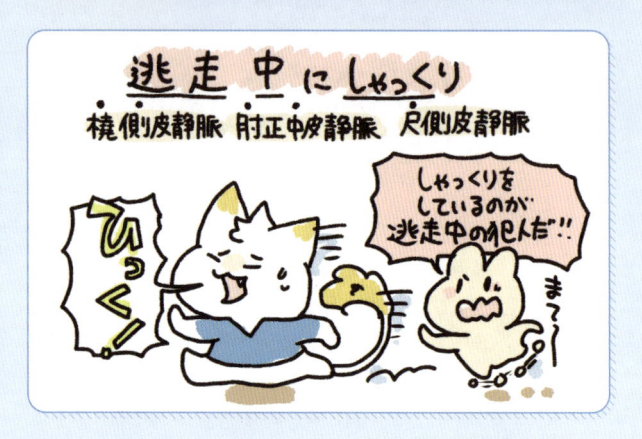

逃走中にしゃっくり

橈側皮静脈　肘正中皮静脈　尺側皮静脈

ひっく！

しゃっくりを
しているのが
逃走中の犯人だ！！

まて〜！

 静脈血採血に用いられる注射針の太さは22Gなんだ

いっしょに覚える！

☐静脈といっしょに神経の走行も把握しておこう！

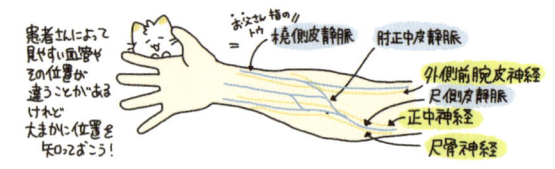

患者さんによって
見やすい血管や
その位置が
違うことがある
けれど
大まかに位置を
知っておこう！

お父さん指の！
トウ＝橈側皮静脈

肘正中皮静脈

外側前腕皮神経
尺側皮静脈
正中神経
尺骨神経

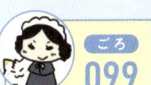

ごろ
099

基礎看護学

静脈血採血の穿刺を避ける部位

[作成者] ちゃらんさん

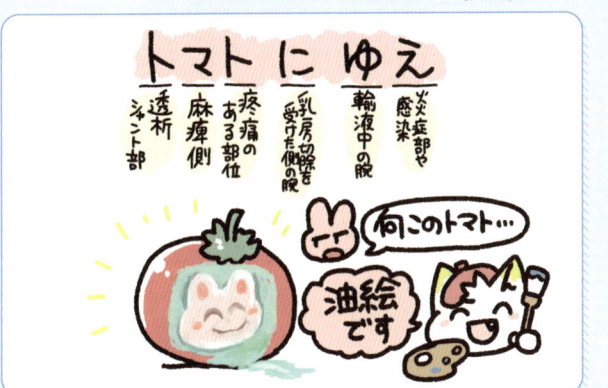

トマト に ゆえ

透析シャント部

麻痺側

疼痛のある部位

乳房切除を受けた側の腕

輸液中の腕

炎症部や感染

向こうのトマト…

油絵です

 針刺し事故の危険性を最小限にするため、抜針した採血針には**キャップ**をせずに、看護師の手の届く範囲に置いた針専用の廃棄容器に破棄するぞ

いっしょに覚える！

☐ 静脈血採血の手技のポイントは下記の通り。

　☐ 駆血は1分以内で行う。

　☐ 静脈内に針を入れたら、**溶血**を防ぐために内筒を強くひかないようにする。

　☐ 針を抜いてから5分程度、圧迫止血する。

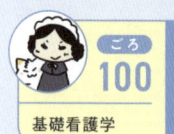

基礎看護学

ごろ
100

注射の刺入角度

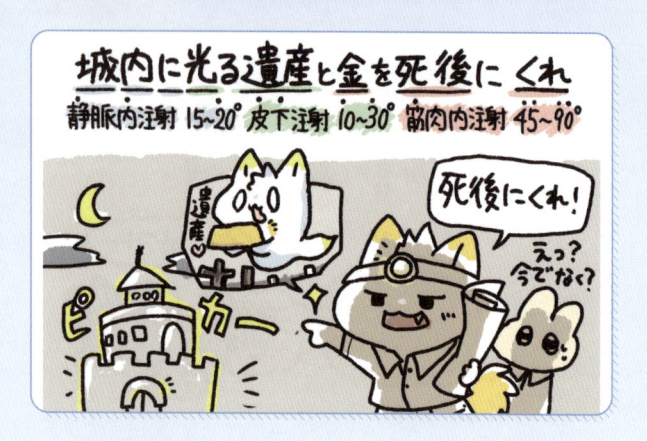

城内に光る遺産と金を死後に くれ

静脈内注射 15〜20° 皮下注射 10〜30° 筋肉内注射 45〜90°

死後にくれ！

えっ？
今でなく？

 皮下注射は注射部位の皮膚をつまみ上げて実施するぞ

くわしく解説！

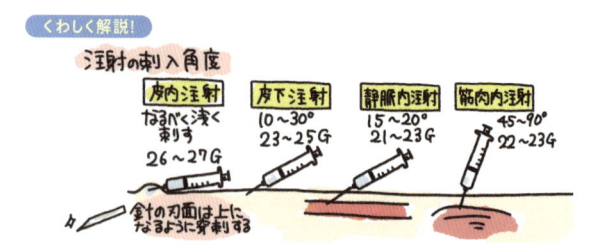

注射の刺入角度

皮内注射
なるべく浅く
刺す
26〜27G

皮下注射
10〜30°
23〜25G

静脈内注射
15〜20°
21〜23G

筋肉内注射
45〜90°
22〜23G

針の刃面は上になるように穿刺する

ごろ
101

基礎看護学

鼻孔から噴門までの長さ

[作成者] かなやんさん

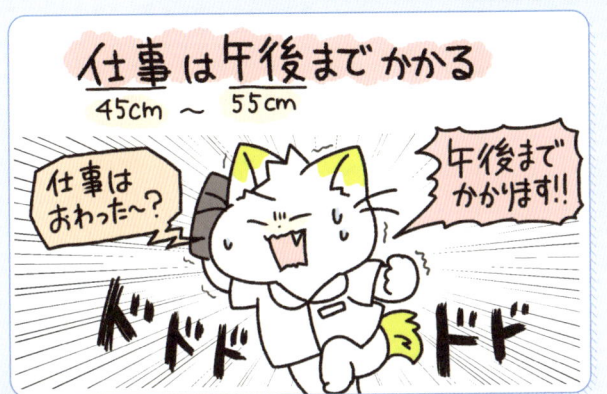

仕事は午後まで かかる
45cm 〜 55cm

仕事はおわった〜？

午後までかかりす!!

ドドド　ドド

経鼻経管栄養法のチューブの長さはこれがもとになっていて、約50〜55cm挿入するよ

いっしょに覚える！

☐経鼻経管栄養法のポイントは下記の通り。

　☐挿入時は無菌操作で行う必要が**ない**。

　☐誤嚥や嘔吐のリスクがあるため、**ファウラー位(半座位)**で挿入する。

　☐チューブが**咽頭**に到達したら**嚥下**を促し、嚥下に合わせてチューブを進めていく。

　☐挿入中に**咳嗽**（がいそう）が出現した場合は、気道に侵入している可能性があるため一度抜去する。

　☐留置した後は**レントゲン撮影**または胃内容物の吸引を行い、挿入位置を確認する。

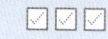

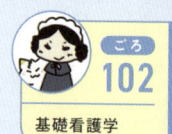

ごろ
102

基礎看護学

一時的導尿

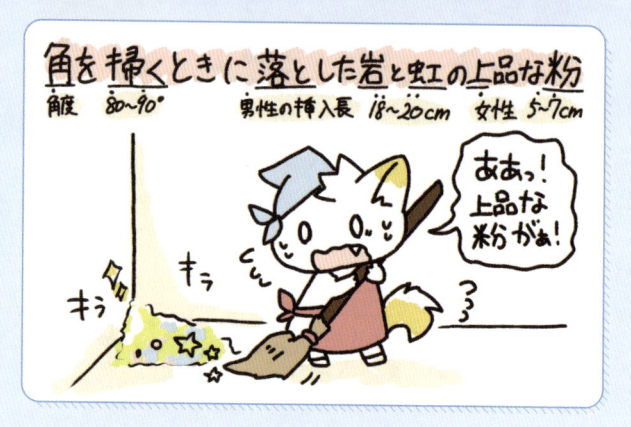

角を掃くときに落とした岩と虹の上品な粉

膀胱　80〜90°　　男性の挿入長　18〜20cm　女性 5〜7cm

ああっ！
上品な
粉がぁ！

男性にカテーテルを挿入するときの腹壁に対する角度は80〜90°なんだ

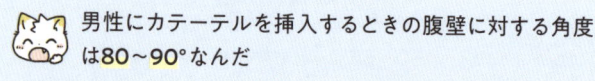

いっしょに覚える！

☑ 導尿は、自力で排尿できない場合や無菌尿などの検査で行う。

☑ 導尿は**無菌操作**で行う。

☑ 男性の場合は陰茎を**90°**の角度に持ち、尿道を真っ直ぐにしてから潤滑剤を使用して挿入する。抵抗がある場合は、陰茎を下肢のほうへ傾けると進めることができる。

暗記チェック！ A.【男性】角度：80〜90°、挿入長：18〜20cm
【女性】挿入長：5〜7cm

ごろ 103 気管内吸引

基礎看護学

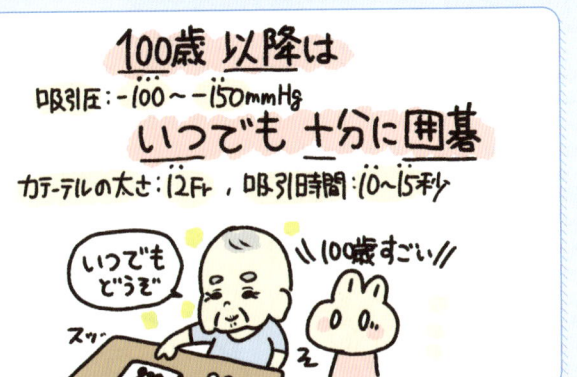

100歳 以降は
吸引圧：−100〜−150mmHg
いつでも 十分に 囲碁
カテーテルの太さ：12Fr，吸引時間：10〜15秒

「いつでもどうぞ」
「100歳すごい」
スッ

1回の気管内吸引を30秒以上実施した場合には、**低酸素血症**を生じる場合があるよ

14
基礎看護学

いっしょに覚える!

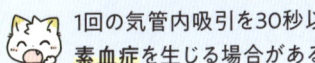

□聴診を行い、痰の貯留している場所などを確認する。

□気管内吸引は**無菌操作**の必要がある。

□痰を吸引しやすくなる方法として、重力を利用して痰を排出しやすくする**体位ドレナージ**や、**ネブライザー**で痰を湿潤（しつじゅん）させて行う方法などがある。

□酸素吸入を行っている場合、酸素投与を継続し、気管内吸引する。

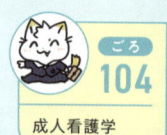

ごろ
104

成人看護学

一次救命処置（BLS）の胸骨圧迫

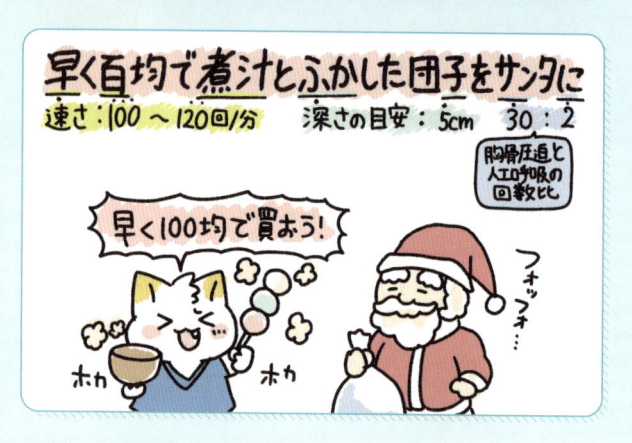

早く百均で煮汁とふかした団子をサンタに
速さ：100〜120回/分　深さの目安：5cm　30：2

胸骨圧迫と人工呼吸の回数比

早く100均で買おう！

ホカ　ホカ　フキッフォ…

 小児の場合は、胸の厚みの約1/3沈む深さで行うんだ

くわしく解説！

☐ 心肺蘇生法（CPR*）では、**胸骨圧迫**を行う。一次救命処置（BLS*）と二次救命処置がある。

☐ 胸骨圧迫では**剣状突起**（けんじょうとっき）の圧迫は避ける。

☐ **AED***は医療従事者だけでなく、一般市民も使用することができる。

＊【CPR】cardiopulmonary resuscitation　＊【BLS】basic life support
＊【AED】automated external defibrillator

〈引用・参考文献〉
1. 日本蘇生協議会監修：JRC蘇生ガイドライン2020. 医学書院, 東京, 2021.

暗記チェック！ A. 速さ：100〜120回/分、深さの目安：5cm
胸骨圧迫と人工呼吸の回数比：30：2

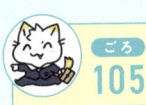

ごろ
105

成人看護学

ショックの5徴候

[作成者] たちゅみさん

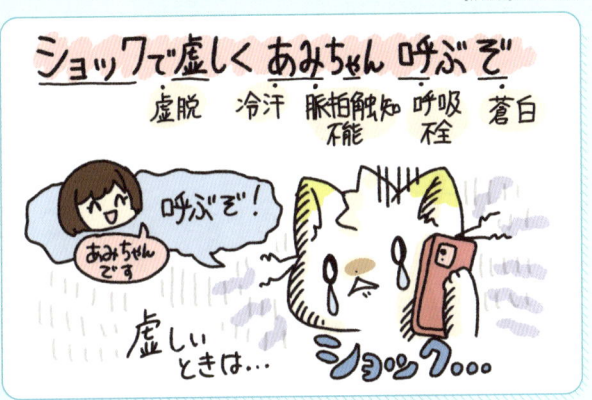

 ショックが起こると、血圧が**低下**するよ

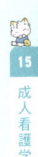

15

成人看護学

いっしょに覚える！

☐ ショックは急性の全身性循環障害で、臓器や細胞の機能を維持するのに十分な酸素を供給するための血液循環が行われない状態である。

☐ 5徴候の他に**チアノーゼ**、**尿量減少**がある。

☐ ショックは原因によって、**循環血液量減少性**ショック、**心外閉塞・拘束性**ショック、**心原性**ショック、**血液分布異常性**ショック（**敗血症性**ショック、**アナフィラキシー**ショック、**神経原性**ショック）に分類される。

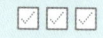

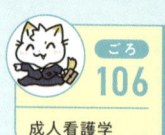

ごろ
106

成人看護学

炎症の5徴候

[作成者] 小桜さん

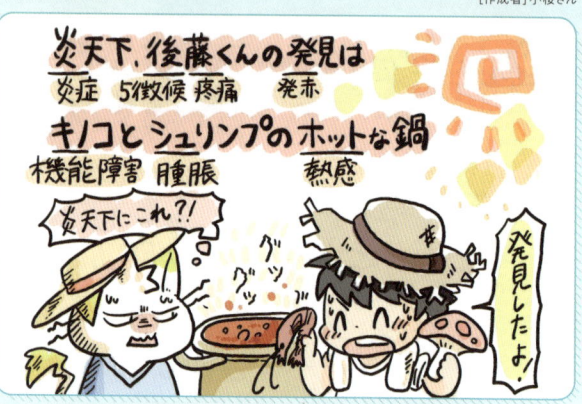

炎天下、後藤くんの発見は
炎症 5徴候 疼痛 発赤

キノコと シュリンプの ホットな 鍋
機能障害 腫脹 熱感

炎天下にこれ？！

グツ グツ

発見したよ。

炎症は刺激に対して起こる生体の**防御反応**だよ！

いっしょに覚える！

☐ 炎症では傷害された細胞から**ヒスタミン**などの化学物質が放出され、**血管透過性**の亢進、細胞の局所的な浸潤、組織の壊死などが起こる。その後**リンパ球・マクロファージ**による貪食や線維化が起こる。

炎症に関連する言葉

熱感	循環障害によりうっ血・充血が起きた箇所に生じる熱っぽさ
化膿	感染により白血球のタンパク質分解酵素や破壊された組織によって起こる
腫脹	毛細血管の透過性の亢進や出血によって血腫ができることがある

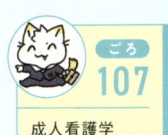

ごろ **107**

成人看護学

熱中症の分類

[作成者] ぽっぽさん

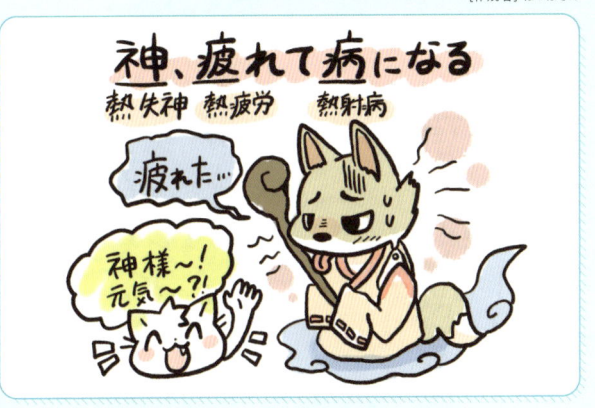

 熱中症はⅠ度（**熱けいれん**、**熱失神**）、Ⅱ度（**熱疲労**）、Ⅲ度（**熱射病**）の3つ※に分けられるよ！

※『熱中症ガイドライン2024』ではⅠ〜Ⅳの4分類とされた。

くわしく解説！

☐ 熱中症は**高温の環境下**での全身障害のこと。

☐ **熱けいれん・熱失神**：筋けいれん、めまいなど軽度の熱中症。水分や塩分を経口摂取する。

☐ **熱疲労**：中等度の熱中症で、頻脈や軽度の意識障害がある。輸液での治療が必要。

☐ **熱射病**：重度の熱中症で、昏睡などの意識障害がある。発汗は停止している。全身を冷却し、輸液を行う。

☐ 熱中症では、意識障害などがあり自力で経口摂取できない場合、介助して飲水を促すと誤嚥するため、輸液での治療が必要となる。

15
成人看護学

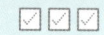

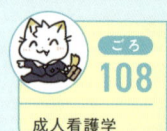

ごろ
108

成人看護学

ムーアの分類

[作成者] 麦茶さん

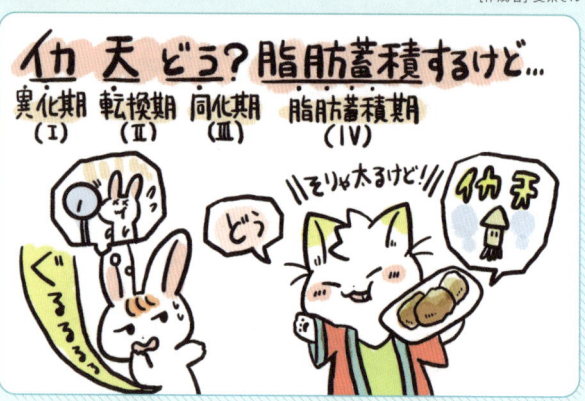

ムーア（Moore）は手術侵襲に対する生体反応を、術後から回復まで第Ⅰ〜Ⅳ相の4段階に分類したんだ

くわしく解説！

☐ 異化期では**循環血液量**が減少し、**抗利尿ホルモン**の分泌が促進することで尿量は**減少**する。

☐ 転換期になると腸蠕動は回復し、**リフィリング**（利尿期）で尿量が増加する。

☐ 同化期で創治癒が促進し、脂肪蓄積期を経て回復していく。

☐ 異化期は傷害期、同化期は筋力回復期ともよばれる。

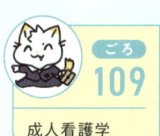

ごろ **109**

成人看護学

フィンクの危機モデル

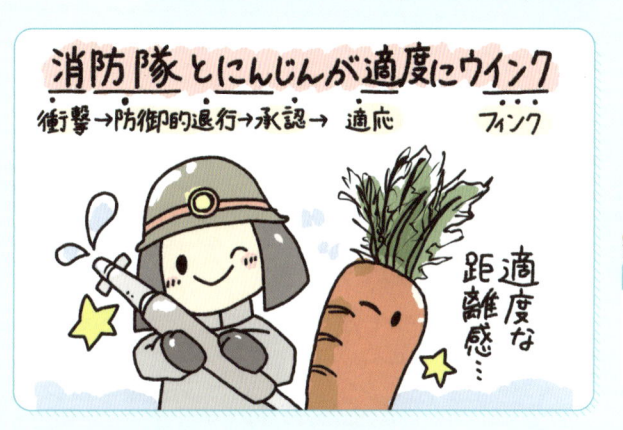

消防隊 とにんじんが 適度に ウインク
フィンク

衝撃 → 防御的退行 → 承認 → 適応

適度な距離感…

15

成人看護学

 プロセスの順番も覚えておこう！

くわしく解説！

☐ フィンクの研究では脊髄損傷患者を対象とし、障害受容のモデルを提唱した。

☐ **衝撃**：患者は混乱し強い不安を感じている。

☐ **防御的退行**：怒りや非難の感情を伴い現実逃避が見られる。

☐ **承認**：現実に直面し、焦燥感や不安を抱える。現実が再認識できるよう援助する。

☐ **適応**：自己のアイデンティティを再認識し、価値観を構築していく。

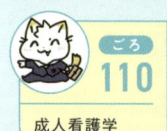

ションツの
危機モデル

[作成者] ごりかっぱさん

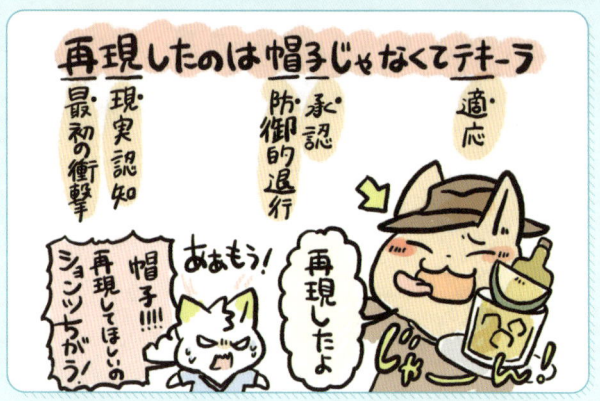

再現したのは帽子じゃなくてテキーラ

・最初の衝撃　・現実認知　承認　防御的退行　・適応

あぁもう！

帽子‼
再現してほしいの
ションツちがう！

再現したよ

じゃーん！

 似たモデルにフィンクの危機モデルがあるよ。フィンクのモデルは4段階！

いっしょに覚える！

☑ フィンクの危機モデルは「**衝撃 ➡ 防御的退行 ➡ 承認 ➡ 適応**」の4段階である（P.107）。

☑ ペプロウには『**人間関係の看護論**』という著書がある。

☑ トラベルビーは**ラポール**の成立について、著書『**人間対人間の看護**』で述べている。

ごろ **111**

成人看護学

コーンの
危機モデル

[作成者] レモンさん

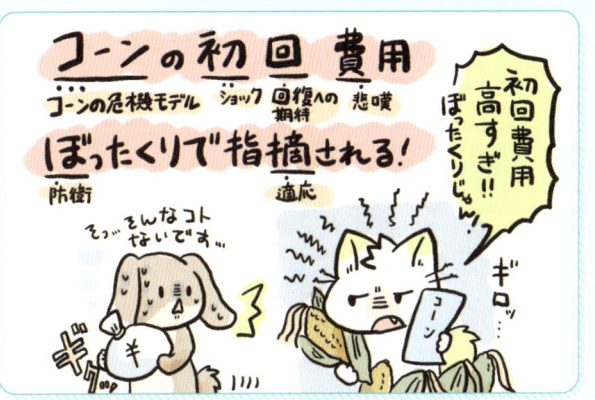

 コーンは障害の受容過程を5段階で示したよ！

---

column　国試中にあった メンタルによくない状況

試験前後で問題を出し合う

友だち同士で問題を出し合って答えられないとあせってしまいますよね。周囲の人たちが問題を出題している声が聞こえてくることもあります。直前に知らないことを知れたと考えてみることも大切ですが、あせらないで集中できるように、耳栓やイヤホンを用意しておきましょう！

15

成人看護学

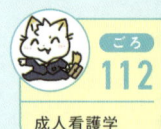

ごろ 112

成人看護学

死にゆく人の心理過程

[作成者] たつちょんさん

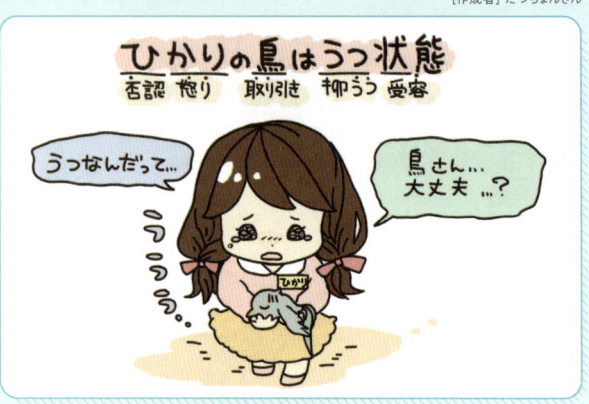

> ひかりの鳥はうつ状態
> 否認　怒り　取引き　抑うつ　受容

> うつなんだって…
> 鳥さん… 大丈夫 …?
> うっ…ひかり

キューブラー・ロスは、死の受容のプロセスを①**否認**→②**怒り**→③**取り引き**→④**抑うつ**→⑤**受容**の5段階でとらえているよ！

いっしょに覚える！

疾病・障害に関連した過程のまとめ

キューブラー・ロス	死の受容過程5段階
フィンク	障害受容のプロセスモデル4段階
ションツ	フィンクのモデルに類似した、乗り越えがたい障害への危機状態のプロセス5段階
コーン	突然の身体障害を受けた患者が受容に至る危機モデル5段階
セリエ	ストレス反応について3段階

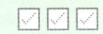

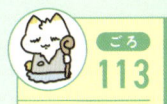

ごろ
113

老年看護学

結晶性知能

[作成者]ろんさん

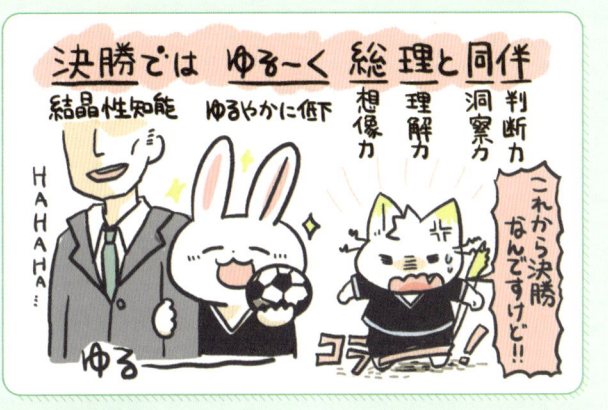

 流動性知能（計算力・記銘力など）に比べると、**結晶性**知能は衰えにくいよ！

16 老年看護学

いっしょに覚える！

☑高齢者では、流動性知能である**記銘力・計算力**は低下しやすいため、環境の変化への適応力が低下するなどの影響がある。

☑高齢者へのコミュニケーションのポイントは、相手のペースに合わせ、非言語的コミュニケーションの手段を用いる。高齢者への尊厳を保ち、「おじいちゃん」などと呼ばず相手の名前を呼び、敬語で対応する。

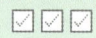

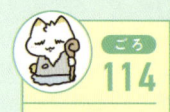（ごろ）114 認知症の中核症状

老年看護学

[作成者] ちゃんひなさん

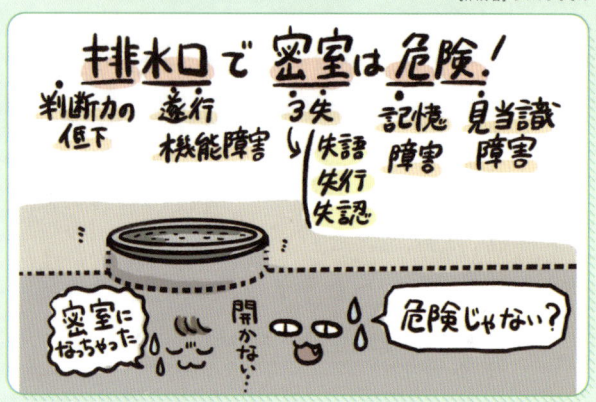

認知症の症状は、**中核症状（認知機能障害）**と**行動・心理症状（BPSD*）**に分けられるよ！

いっしょに覚える！

☐ BPSDの行動・心理症状には下記のようなものがある。

 ☐ **行動症状**：暴言、暴力、徘徊、拒絶、不潔行為など

 ☐ **心理症状**：抑うつ、不安、幻覚、妄想、睡眠障害など

* 【BPSD】behavioral and psychological symptoms of dementia

　暗記チェック！　A. 判断力の低下、遂行機能障害、失語・失行・失認、記憶障害、見当識障害

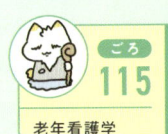

ごろ
115

老年看護学

フレイルの評価基準

[作成者] 匿名希望さん

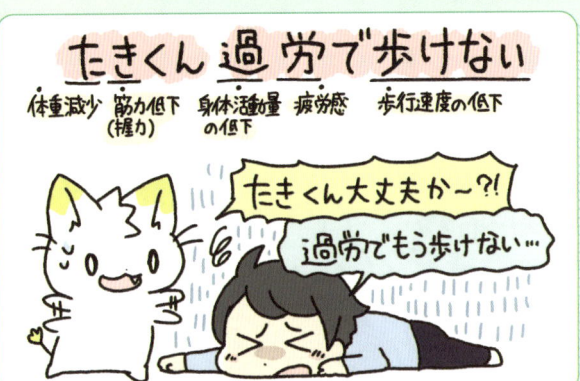

たきくん 過労で歩けない
体重減少　筋力低下（握力）　身体活動量の低下　疲労感　歩行速度の低下

たきくん大丈夫か〜?!

過労でもう歩けない…

フレイルは加齢により心身が衰えた状態のことだよ。
評価基準はフリード（Fried）が提唱したんだ

16
老年看護学

いっしょに覚える！

サルコペニアを知っておこう
　→加齢による筋肉の量と質の低下のこと

主に握力と歩行速度で診断する！

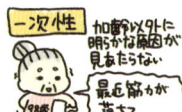

一次性 加齢以外に明らかな原因が見当たらない
最近筋力が落ちて…

二次性 加齢以外にも原因がある
寝たきり△　疾患△　栄養不足△

食事や適度な運動をすることが大切

暗記チェック！ A. 体重減少、筋力（握力）低下、身体活動量の低下、疲労感、歩行速度の低下

113

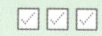

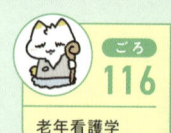

ごろ
116

老年看護学

尿失禁の種類

[作成者] たかおさん

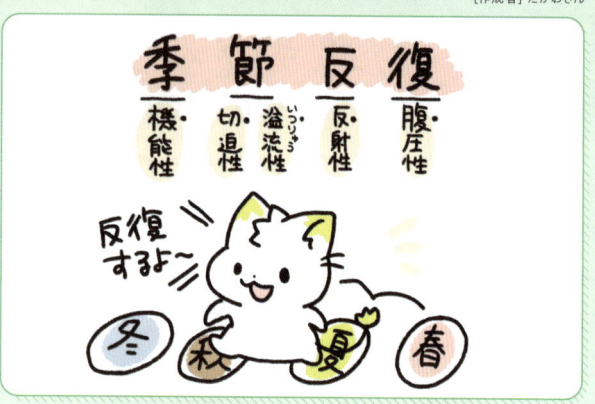

 腹圧性尿失禁は努責やくしゃみで腹部に力が入ったときに生じ、骨盤底筋訓練が有効だよ！

くわしく解説！

☐ **機能性尿失禁**：泌尿器は問題ない。ADL低下や認知症などの影響で排尿動作がうまくいかず失禁した状態である。トイレ誘導、排尿行動の訓練などを行う。

☐ **切迫性尿失禁**：神経因性膀胱や膀胱機能の加齢が原因で、突然に強い尿意をもよおし、がまんできずに尿が漏れてしまう。膀胱訓練、薬物治療を行う。

☐ **溢流性尿失禁**：前立腺肥大症などによる尿路の異常で残尿が増え、膀胱から溢れてしまう。基礎疾患治療を行う。

☐ **反射性尿失禁**：脊髄損傷などにより、尿意と関係なく反射的な刺激で尿失禁が生じる。

ブレーデンスケール

ごろ
117

老年看護学

[作成者] たちゅみさん

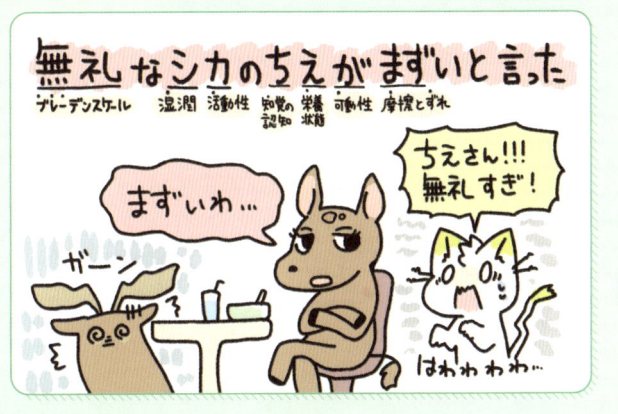

無礼なシカのちえがまずいと言った
ブレーデンスケール　湿潤　活動性　知覚の認知　栄養状態　可動性　摩擦とずれ

まずいわ…
ガーン

ちえさん!!!無礼すぎ！

はわわわわ…

16
老年看護学

ブレーデン（Braden）スケールは**褥瘡発生**の予測に用いるよ

いっしょに覚える！

☐ ブレーデンスケールは点数の**低い**ほうが、危険度が高い。

☐ 在宅・施設17点、病院では14点以下で危険度が高い。

☐ 褥瘡が発生した場合のスケールには、褥瘡の深達度で測る分類 **NPUAP*** がある。

*【NPUAP】National Pressure Ulcer Advisory Panel

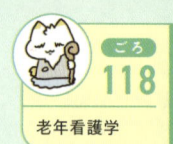

ごろ
118

老年看護学

国際生活機能分類（ICF）

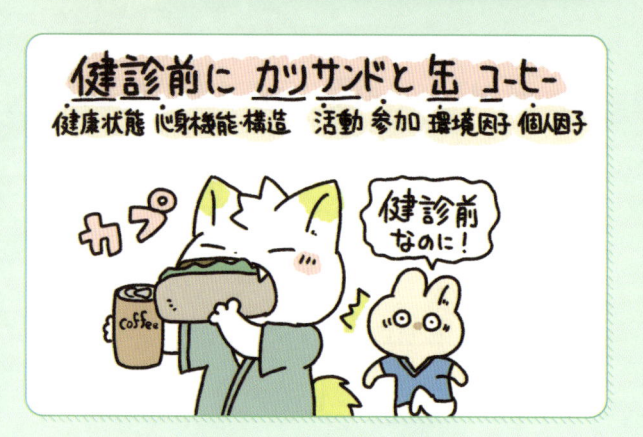

健診前に カツサンドと 缶 コーヒー
健康状態 心身機能・構造 活動 参加 環境因子 個人因子

カプ

健診前なのに！

coffee

このなかで「生活機能」の構成要素は、「心身機能・構造」「活動」「参加」の3つ！

くわしく解説！

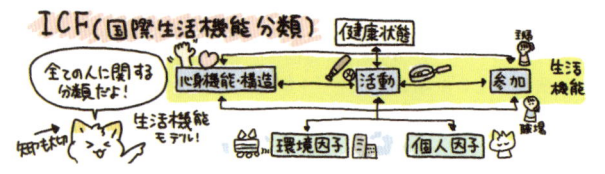

ICF（国際生活機能分類）

全ての人に関する分類だよ！

生活機能モデル！

健康状態

心身機能・構造　活動　参加

環境因子　個人因子

生活機能

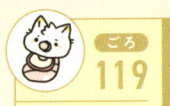

ごろ
119

小児看護学

スキャモンの発育曲線

[作成者] サラさん

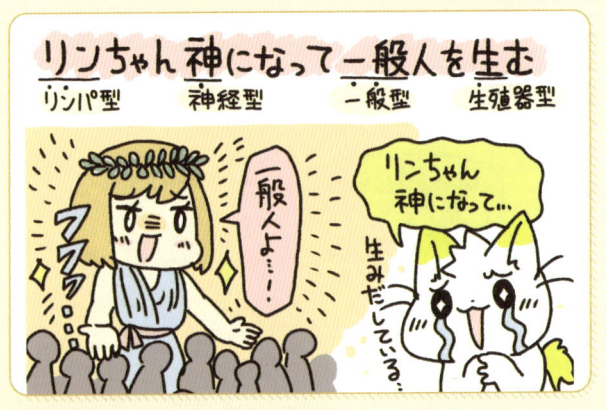

> リンちゃん神になって一般人を生む
> リンパ型　神経型　一般型　生殖器型

> 一般人よ…！

> リンちゃん神になって…

> 生みだしている。

スキャモンの発育曲線は、この4項目の変化率をグラフにしたもの！

くわしく解説！ **スキャモンの発育曲線**

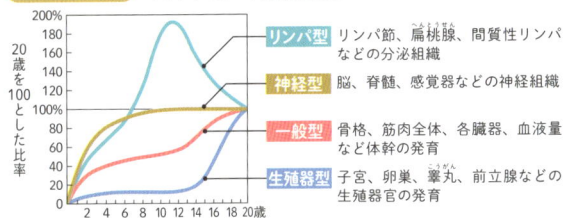

20歳を100とした比率

リンパ型	リンパ節、扁桃腺、間質性リンパなどの分泌組織
神経型	脳、脊髄、感覚器などの神経組織
一般型	骨格、筋肉全体、各臓器、血液量など体幹の発育
生殖器型	子宮、卵巣、睾丸、前立腺などの生殖器官の発育

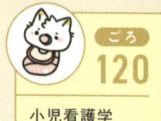

ごろ
120

小児看護学

小児身体発育の経過

[作成者] 匿名希望さん

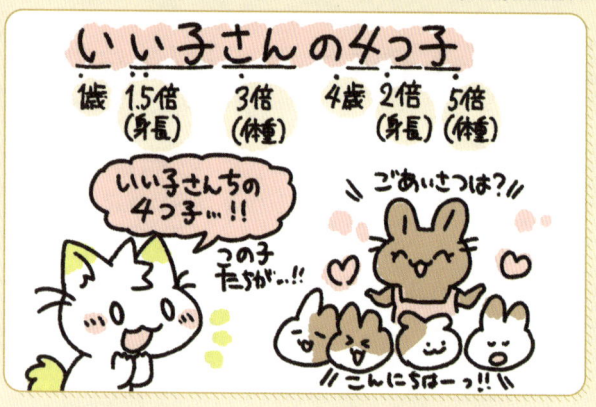

出生時と比較して、1歳のときに身長が1.5倍、体重が3倍、4歳のときに身長が2倍、体重が5倍になるんだ

column マーク試験に慣れる勉強をしよう

私は過去問を解くとき、10問ずつ「1・2・1・4……」と答えの数字をノートに書き連ねていました。いざ模試でマークシートを塗りつぶしていると、なんだか階段状のきれいな模様が表れて「こんな規則的に並ぶのか？」とふだんの勉強で感じない不安を抱きました。ある程度解けるようになってきたら、マークシートを印刷して実際に鉛筆で塗り潰しながら問題を解いて、慣れるようにしてみてください！

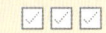

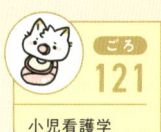

ごろ
121

小児看護学

乳児の必要水分量

[作成者] ユメさん

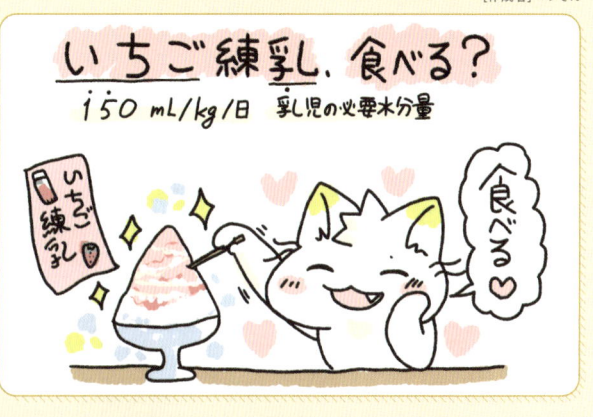

いちご練乳、食べる？
150 mL/kg/日 乳児の必要水分量
食べる♡

 乳児は尿細管での水の再吸収能力が低いから、成人と比べて**脱水**になりやすいことも覚えておこう

17
小児看護学

いっしょに覚える！

□ 新生児・乳児期は体内水分量が体重あたり**70〜80％**と多く（成人では**60％**）、不感蒸泄量も乳児では**50**mL/kg/日と多いため、必要水分量も多い。

□ 乳児（6か月ごろ）の腎臓での尿濃縮力は成人よりも低いため、尿量も多い。

ごろ
122 原始反射

小児看護学

[作成者] 匿名希望さん

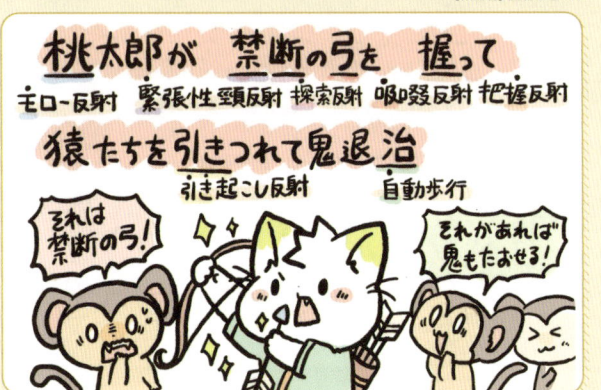

桃太郎が　禁断の弓を　握って
モロー反射　緊張性頸反射　探索反射　吸啜反射 把握反射

猿たちを引きつれて鬼退治
引き起こし反射　　自動歩行

それは禁断の弓！

それがあれば鬼もたおせる！

原始反射は新生児期に活発になる**無意識**の反応や姿勢のことで、乳児期前半になると**消失**していくよ！

くわしく解説！

☐ **モロー反射**：仰臥位で頭部を持ち上げ、急に支えがなくなったときに抱きつくような姿勢になる。

☐ **緊張性頸反射**：フェンシング反射、仰臥位で頭を横向きにすると向いた側の上下肢は伸展し、反対側が屈曲する。

☐ **探索反射**：ルーティング反射、顔の周りに何かが触れると口を向けようとする。

☐ **吸啜反射**：口に触れたものに吸いつく。

☐ **(手掌) 把握反射**：手のひらを刺激すると握ろうとする。

☐ **引き起こし反射**：両手を持ってゆっくりと起こすと、首がすわっていなくても頭がついてくる。

☐ **自動歩行**：腋窩で支えながら前傾姿勢で足底を床につけると、歩行するような動作をする。

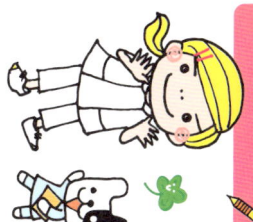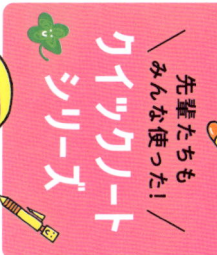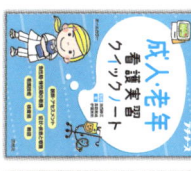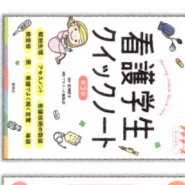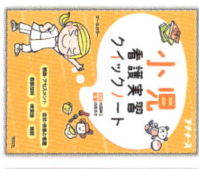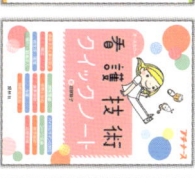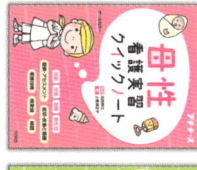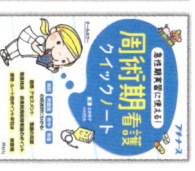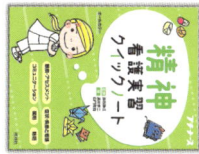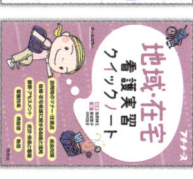

プチナース特製しおり
なんでも基準値カード

●バイタルサインの基準値

体温（腋窩）	36～37℃未満
血圧（mmHg）	<120mmHg かつ <80mmHg
脈拍	60～80回/分
呼吸数	14～20回/分
SpO_2	95%以上

●瞳孔所見

大きさ	直径3～4mm
左右差	なし

●尿の性状（成人）

量	1,000～1,500mL/日
回数	5～6回/日

●検査基準値

赤血球（RBC）	370万～540万/μL
ヘモグロビン量（Hb）	11～17g/dL
ヘマトクリット（Ht）	34～49%
血小板数（Plt）	14万～34万/μL
白血球数（WBC）	3,000～8,800/μL
総タンパク（TP）	6.5～8.2g/dL
アルブミン（Alb）	3.9～5.1 g/dL
血糖（グルコース/BS）	60～109mg/dL （早朝空腹時）
C反応性タンパク（CRP）	0.3mg/dL以下

出典『看護学生クイックノート 第3版』©照林社　　　（非売品）

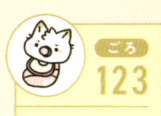

【ごろ 123】
小児看護学

人見知りが
始まる時期

[作成者] 匿名希望さん

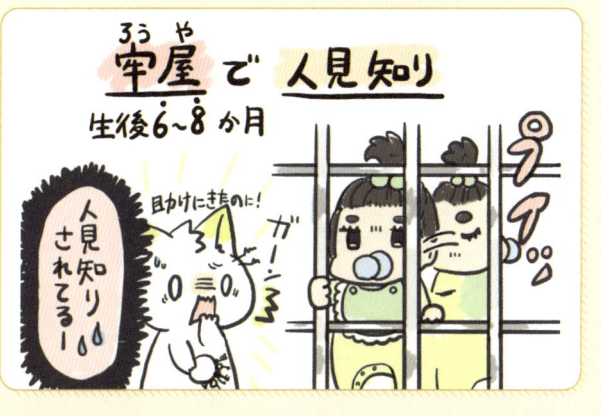

17 小児看護学

 乳幼児期には、母親がそばを離れると泣いたり探したりする**分離不安**がみられるよ！

いっしょに覚える！

☐ **2～3か月頃**：物の動きを追う追視がある
☐ **4か月頃**：首がすわる
☐ **6か月頃**：寝返り
☐ **10か月頃**：ハイハイする

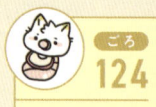

ごろ 124

小児看護学

学童期の心拍数

[作成者] とろろこんぶさん

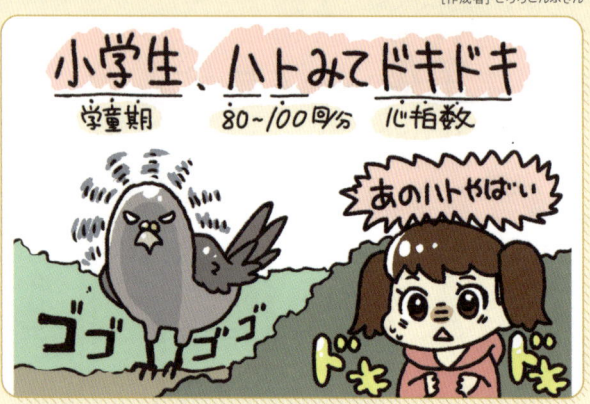

成人の心拍数は60〜90回/分。新生児期から、だんだんと回数が減っていくよ

いっしょに覚える！

□心拍数の基準値は下記の通り、成長につれて減少していく。

小児期の心拍数と血圧の基準値

年齢	心拍数(回/分)	血圧(mmHg)
新生児	120〜140	60〜80/30〜50
乳児	110〜130	80〜90/60
幼児	90〜110	90〜100/60〜65
学童	80〜100	100〜110/60〜70

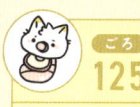

ごろ
125

小児看護学

染色体異常

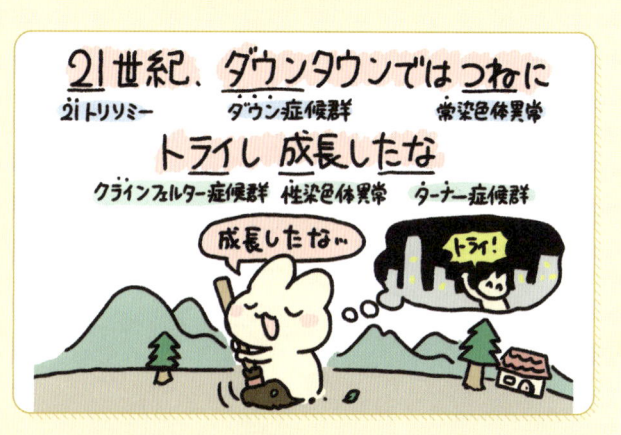

21世紀、ダウンタウンではつねに
21トリソミー　　　ダウン症候群　　　常染色体異常

トライし 成長したな
クラインフェルター症候群　性染色体異常　ターナー症候群

成長したなぁ…　トライ！

 先天性疾患の**ダウン症候群**は筋緊張低下、**クラインフェルター症候群**は高身長、**ターナー症候群**は低身長が症状としてみられるぞ

17
小児看護学

いっしょに覚える！

☐ 人の染色体は**23対・46本**ある。
☐ そのうち22対（常染色体）は1〜22番までの数字がつけられていて、残りの1対（性染色体、2本）は性別によって異なる。男性はX染色体とY染色体を1本ずつ、女性はX染色体を2本もっている。
☐ X連鎖潜性遺伝として**血友病**、デュシェンヌ型筋ジストロフィーなどがある。**男児**に罹患することが多い。
☐ 常染色体潜性遺伝には**フェニルケトン尿症**、ガラクトース血症がある。

暗記チェック！ A. ダウン症候群(21トリソミー)：常染色体異常／クラインフェルター症候群：性染色体異常／ターナー症候群：性染色体異常

 123

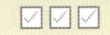

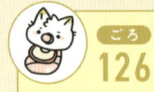

ごろ
126

小児看護学

ファロー四徴症

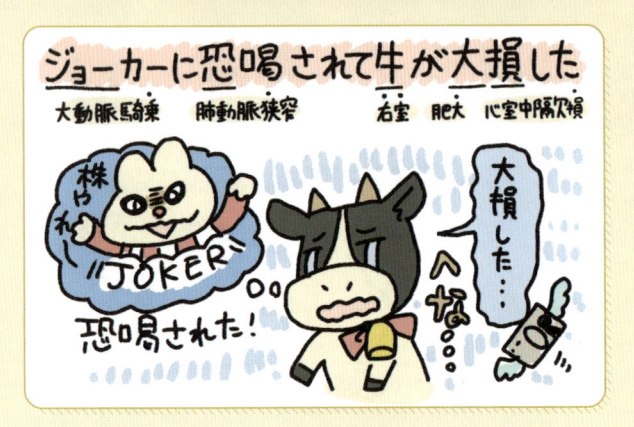

ジョーカーに恐喝されて牛が大損した

大動脈騎乗　　肺動脈狭窄　　　右室　肥大　心室中隔欠損

 ファロー四徴症は、**頻脈・多呼吸・哺乳不良・チアノーゼ**などの症状を有する先天性疾患なんだ

いっしょに覚える！

☑ **啼泣**（声をあげて泣くこと）によりチアノーゼが増悪し、**無酸素発作**を起こしやすいため、啼泣させないように注意する。

☑ ファロー四徴症の1つである**心室中隔欠損症（VSD*）**は、先天性疾患として発生頻度が最も多い。他に成人に多い**心房中隔欠損症（ASD*）**、胎児期の動脈管が残ったことで大動脈血の一部が肺動脈へ流入する**動脈管開存症（PDA*）**などがある。

*【VSD】ventricular septal defect　*【ASD】atrial septal defect
*【PDA】patent ductus arteriosus

小児看護学

ごろ
127

ピアジェの認知発達理論

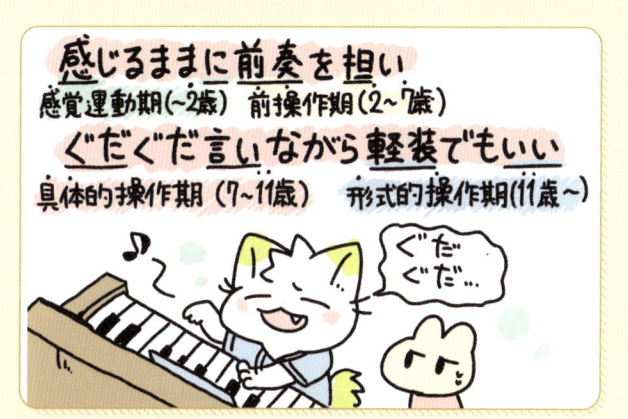

感じるままに前奏を担い
感覚運動期（〜2歳）　前操作期（2〜7歳）

ぐだぐだ言いながら軽装でもいい
具体的操作期（7〜11歳）　形式的操作期（11歳〜）

 具体的操作期（7〜11歳）には論理的思考が可能になり、言葉が理解できるようになるため、病気の説明に使用するツールとして**動画**が適しているよ

---

column 試験時間に合わせて睡眠をとろう

国試前は学校や補講がなくなり、完全に自己学習になる人が多いと思います。私は夜更かしをしがちなのですが、国試は午前中から行われます。日中のほうが集中できる状態にしなくてはなりません。そのために「会場の集合時間 ➡ 自宅から会場までの時間 ➡ 朝食・朝の支度」と必要な時間を考えて起きる時間を設定し、練習を始めておきましょう！

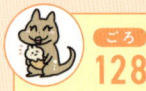

ごろ **128**

母性看護学

着床の期間と部位

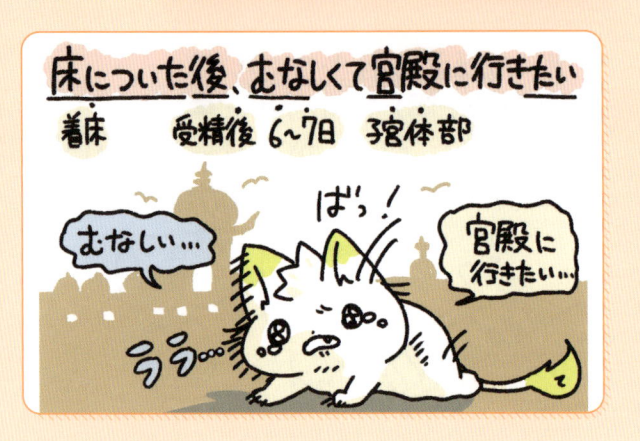

 排卵後の卵子の受精能は24時間だよ

いっしょに覚える！

☑ 妊娠とは、受精卵の**着床**から**分娩**（胎児とその付属物が母体の外に出される）までのことをいう。

☑ 精子は**48〜72**時間の受精能を有している。

☑ 卵子は約**24**時間の受精能を有している。

☑ 受精は**卵管膨大部**で起こる。

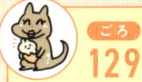

分娩予定日の計算法

[作成者] りんりんさん

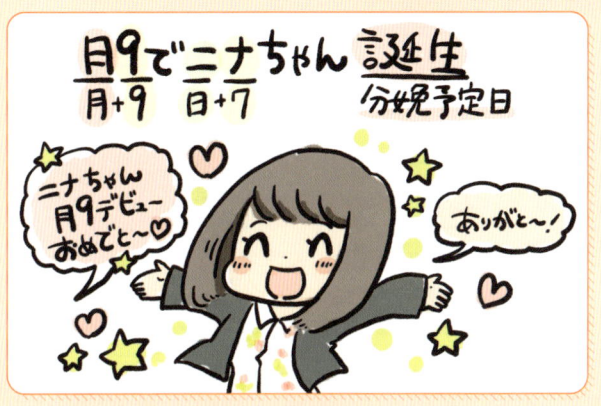

 最終月経の初日の月に**9**を足し（12より大きくなった場合は**9**を足したあとに12を引く）、日にちに**7**を足すことによって分娩予定日が求められる、ネーゲレの概算法だよ！

いっしょに覚える！

☑妊娠の診断は尿中に排出された**hCG***が検出されるかどうかで行われる。妊娠**4**週から陽性になり、**6**週で100%陽性となる。

☑妊娠期間（28日周期の場合）は最終月経の初日から約**280**日（**40**週**0**日）である。

☑妊娠区分は妊娠初期：**0～13**週、妊娠中期：**14～27**週、妊娠末期：**28**週～となる。

☑妊娠**37**週～**41**週までに出産することを正期産という。

*【hCG】human chorionic gonadotropin：ヒト絨毛性ゴナドトロピン

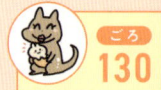

ごろ 130
母性看護学

妊婦健診の間隔

[作成者] あんずさん

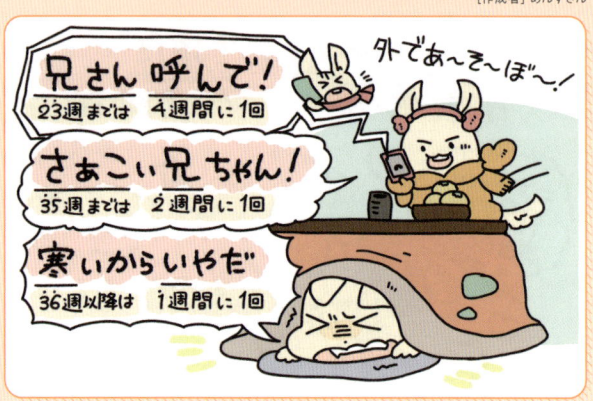

 事業主は妊産婦が健診の時間を確保できるようにしなければならないと、**男女雇用機会均等法**に定められているよ！

いっしょに覚える！
- ☑ **労働基準法**では、妊産婦の産前産後の就業制限、乳児の育児時間の請求、生理休暇などについての規定がある。
- ☑ 産前**6週間**（多胎妊娠は**14週間**）は請求することで休業できる。
- ☑ 産後**8週間**は**就労禁止**である。

ごろ
131

母性看護学

妊娠前の体格と体重増加量指導のめやす

[作成者] 匿名希望さん

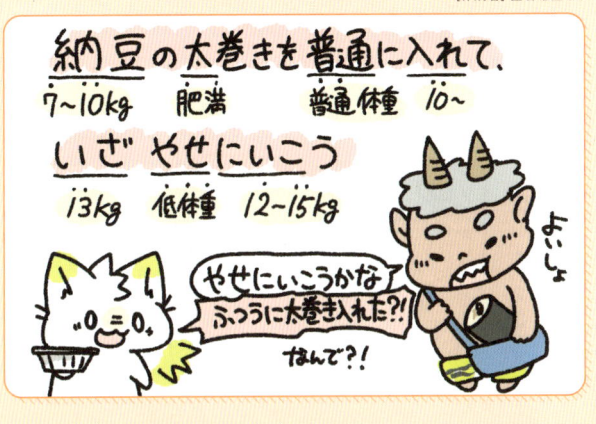

妊娠前の体格〈低体重〈やせ〉・普通体重・肥満〈1度〉・肥満〈2度以上〉〉によって、妊娠中の体重増加量指導のめやす[1]があるよ

※1 「現時点では厳しい体重管理を行う根拠となるエビデンスは乏しく、個人差を考慮してゆるやかな指導を心がける」産婦人科診療ガイドライン編 2023 CQ 010より

くわしく解説！

＊【BMI】body mass index：体格指数

妊娠前の体格[2]	BMI＊	体重増加量指導のめやす
低体重	18.5未満	12〜15kg
普通体重	18.5以上25.0未満	10〜13kg
肥満（1度）	25.0以上30未満	7〜10kg
肥満（2度以上）	30以上	個別対応（上限5kgまでがめやす）

妊娠中は基礎代謝の亢進やエネルギーの蓄積のため、エネルギーを付加する必要があるけれど、肥満はハイリスク妊娠でもあるので注意するよ

※2 体格分類は日本肥満学会の肥満度分類に準じた。（令和3年3月8日日本産科婦人科学会）
こども家庭庁：妊娠中と産後の食事について．妊娠前からはじめる妊産婦のための食生活指針（令和3年3月）．より引用 https://www.cfa.go.jp/policies/boshihoken/shokuji/（2024.8.2アクセス）

暗記チェック！ A. 肥満：7〜10kg／普通体重：10〜13kg
低体重〈やせ〉：12〜15kg

129

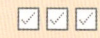

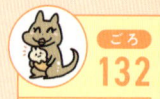

ごろ
132

母性看護学

羊水穿刺

[作成者] りんりんさん

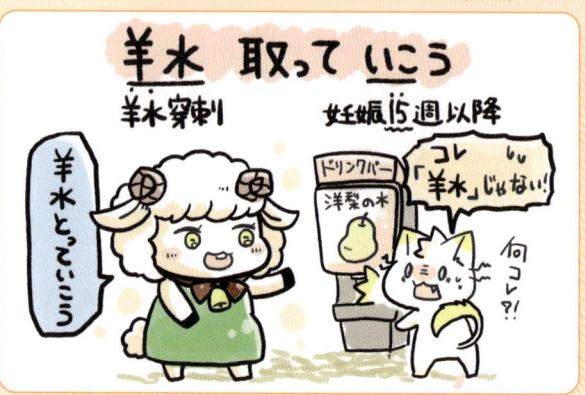

> **出生前診断**の方法の1つで、穿刺針により羊水を10〜20mL採取するぞ

いっしょに覚える！

- □ 出生前診断では**胎児奇形**、**遺伝性疾患**、**染色体異常**、**先天性代謝異常**などの有無を診断する。
- □ 出生前診断は羊水穿刺の他に**クアトロテスト**（**母体血清マーカー検査**）、**超音波検査**などがある。
- □ 羊水検査の合併症には**破水**、**胎児感染**、**流産**、**早産**などがある。

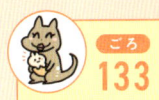

母性看護学

胎児付属物

[作成者]えいみさん

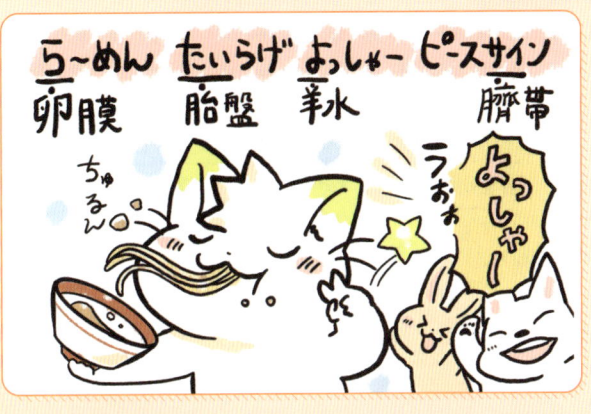

ら～めん　たいらげ　よっしゃー　ピースサイン
卵膜　　　胎盤　　　羊水　　　　臍帯

 胎児付属物の1つである胎盤は、妊娠16週ごろに完成するよ！

いっしょに覚える!

☐ 妊娠8週未満の胎児を**胎芽（たいが）**という。
☐ 妊娠8週以降で**胎児**とよぶ。
☐ 卵膜は母体側から**脱落膜（だつらくまく）**、**絨毛膜（じゅうもうまく）**、**羊膜（ようまく）**の3層で構成されている。
☐ 胎児は**羊膜**で覆われている。

18
母性看護学

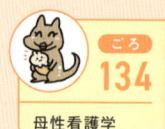

ごろ
134

母性看護学

胎児循環

[作成者] きょんしーさん

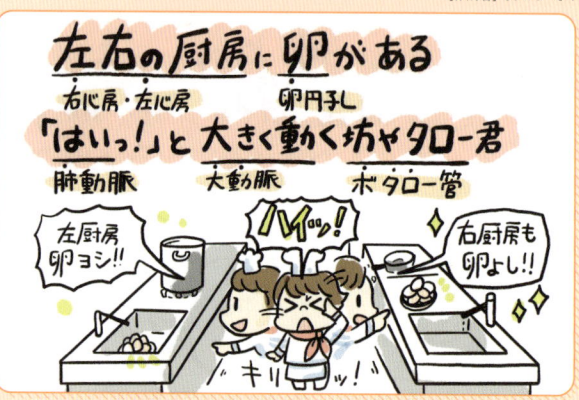

左右の厨房に卵がある
右心房・左心房　　卵円孔

「はいっ！」と大きく動く坊ヤタロー君
肺動脈　　大動脈　　ボタロー管

左厨房
卵ヨシ!!

ハイッ!!

右厨房も
卵よし!!

キリッ!

 胎児循環にかかわる**卵円孔**（らんえんこう）は右心房・左心房間に、**ボタロー管**は肺動脈・大動脈間にあるよ！　通常であれば出生後、卵円孔もボタロー管も自然に**閉鎖**するよ

いっしょに覚える！

☐ 胎児は肺が未熟なため、**胎盤**（たいばん）を通して酸素を取り入れている。

☐ 胎盤へつながっている**臍動脈**は**2**本、**臍静脈**は**1**本である。

☐ **臍動脈**は胎児から胎盤に血液を送る。

☐ **臍静脈**が最も酸素濃度が高い。

132

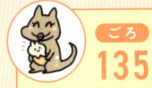

ごろ
135

母性看護学

正期産

[作成者] さらさん

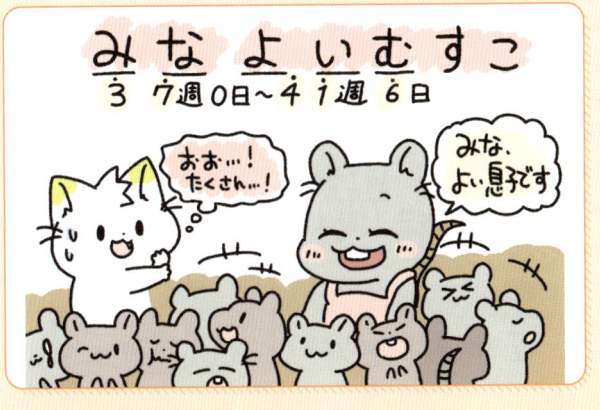

みな よ いむすこ
3 7週0日〜4 1週6日

おお…！たくさん…！

みな、よい息子です

18 母性看護学

 妊娠22週0日から36週6日の出産は**早産**、42週以降は**過期産**とされるんだ

---

column 解いても不安が消えません

がんばって解くほど知らない問題に直面して「国試、大丈夫なのか」と不安になってきます。終わりが見えなくて、「間に合わないのでは？」とあせります。私は臨床でずっと働いていますが、いまだに知らないことばかりで勉強し続けています。医療には広くて深い知識が必要です。不安が残ったままでも大丈夫。手を止めずにそのまま前に進む。大変なことですが、今までがんばれたからこれからも大丈夫。

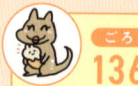

ごろ
136

母性看護学

出生体重に基づいた新生児分類

[作成者] 匿名希望さん

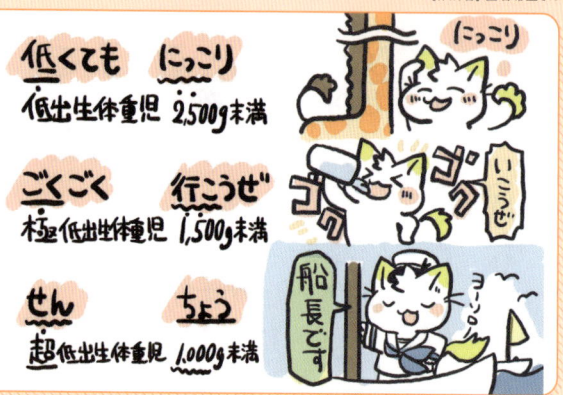

低くても　にっこり
低出生体重児 2,500g未満

にっこり

ごくごく　行こうぜ
極低出生体重児 1,500g未満

ゴクゴク　いこうぜ

せん　ちょう
超低出生体重児 1,000g未満

船長です

 低出生体重児は、**高ビリルビン血症**になりやすい、**吐乳**しやすい、皮下脂肪が**少ない**、体重あたりの体表面積が**大きい**、**多呼吸**を起こしやすいなどの特徴があるよ

いっしょに覚える！

☐ 低出生体重児に多い合併症として**呼吸窮迫症候群（RDS***）、**無呼吸発作**、**未熟児網膜症**、**壊死性腸炎**などがある。

☐ RDSは**肺サーファクタント**の欠乏により、生後間もなく発症する。

☐ 低出生体重児であっても、面会や**タッチング**を行うことができる。

☐ 低体温になりやすいため、**インファントウォーマー**や**保育器**を使用し保温していく。

＊【RDS】respiratory distress syndrome

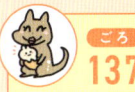

ごろ 137

母性看護学

アプガースコア

[作成者] TAKAO☆さん

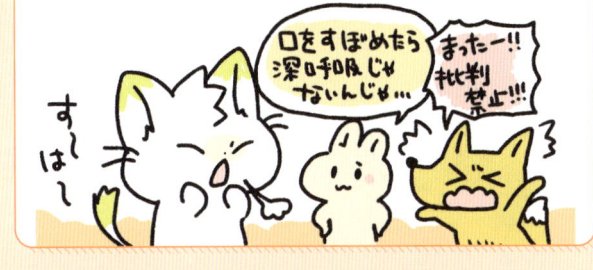

> アプガースコアは**新生児仮死**の評価に用いられ、**3点以下**は重症の仮死とされるよ

18
母性看護学

くわしく解説！

□ 他に呼吸障害のある新生児を評価するシルバーマンスコアもある。

アプガースコア

※生後1分・5分で評価する。

徴候	スコア		
	0	1	2
心拍数	欠如	100回/分未満	100回/分以上
呼吸	欠如	弱い啼泣	強い啼泣
筋緊張	だらりとしている（弛緩）	四肢をやや屈曲	四肢を活発に動かす
刺激への反応	無反応	やや動く	啼泣
皮膚色	全身チアノーゼ、蒼白	体幹はピンク色、四肢はチアノーゼ	全身ピンク色
合計点数	0〜3点	4〜6点※1	7〜10点
判定	重症仮死	軽症仮死	正常

※1　4〜7点とする場合もある。

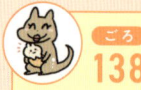

ごろ
138

母性看護学

トーチ症候群

[作成者] まいまいさん

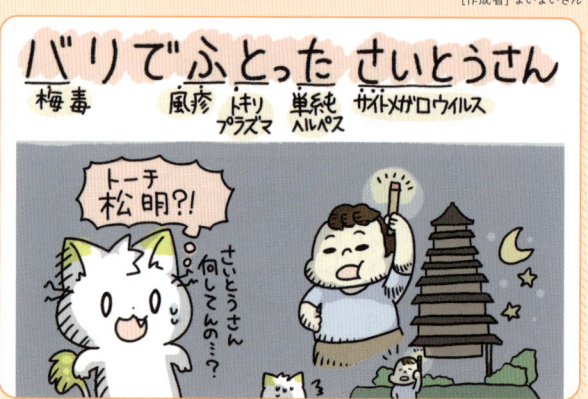

バリでふとった さいとうさん
梅毒　風疹　トキソプラズマ　単純ヘルペス　サイトメガロウイルス

（トーチ松明?!）
さいとうさん何してんの…?
さいとうさん

 垂直感染を起こす病原体の頭文字をとって、TORCH※（トーチ）症候群と総称しているよ！

いっしょに覚える！

☐ 妊娠初期に風疹に初感染した場合、胎児に**聴力障害、白内障、心奇形、小頭症**などの先天異常がみられる**先天性風疹症候群（CRS*）**がある。

☐ 他に母子感染症として**B群溶血性レンサ球菌（GBS*）、クラミジア**などがある。

※T：トキソプラズマ（*Toxoplasma gondii*）、O：梅毒などその他病原体（Other agents）、R：風疹（Rubella virus）、C：サイトメガロウイルス（Cytomegalovirus）、H：単純ヘルペス（Herpes simplex virus）。

*【CRS】congenital rubella syndrome　*【GBS】group B Streptococcus

　暗記チェック！　A. 梅毒（梅毒トレポネーマ）、風疹ウイルス、トキソプラズマ、単純ヘルペスウイルス、サイトメガロウイルス

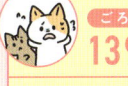

<table>
</table>

ごろ
139

精神看護学

精神保健福祉法による入院形態

［作成者］ぴよらりさん

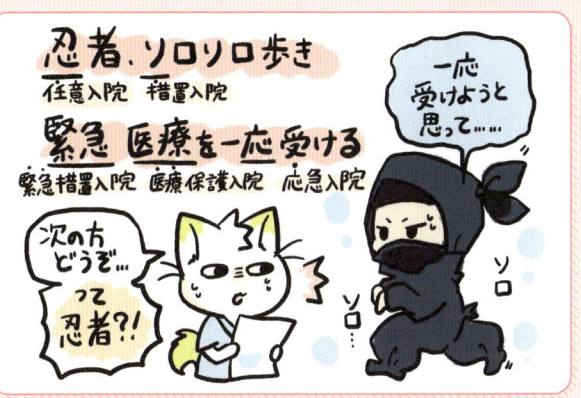

忍者、ソロソロ歩き
　任意入院　措置入院

緊急 医療を一応受ける
緊急措置入院　医療保護入院　応急入院

一応受けようと思って……

次の方どうぞ…って忍者?!

ソロ…
ソロ…

精神保健福祉法（精神保健及び精神障害者福祉に関する法律）の5つの入院形態のそれぞれについて、「精神保健指定医の診察が必要か」などに注目して覚えておこう！

19
精神看護学

いっしょに覚える！

☐ 措置入院・緊急措置入院は、**都道府県知事**が入院権限をもっている。その他の入院形態は**精神科病院の管理者**が入院権限をもっている。

☐ 都道府県・政令指定都市に設置される**精神医療審査会**は、措置入院・医療保護入院の定期的な病状報告を行い、入院や対応の妥当性を審査している。

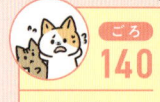

ごろ **140**

精神看護学

精神保健福祉法の入院形態の要件

[作成者] ちゃんさん

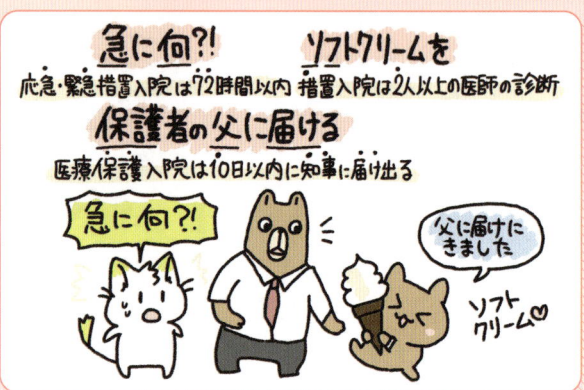

急に何?! ソフトクリームを
応急・緊急措置入院は72時間以内 措置入院は2人以上の医師の診断
保護者の父に届ける
医療保護入院は10日以内に知事に届け出る

 措置入院を診断できる医師は**精神保健指定医**で、
厚生労働大臣が指定するよ

いっしょに覚える！

- [ ] **任意入院**は本人の同意に基づく入院。72時間以内の**退院制限**は精神保健指定医の診断により管理者が行う。
- [ ] **措置入院**は自傷他害のおそれがある場合、**2名以上**の精神保健指定医の診断が入院条件である。**緊急措置入院**では緊急を要するとき、**1名**の精神保健指定医の診断で**72時間**に限り強制入院させられる。
- [ ] **医療保護入院**では**家族等**のいずれかの者の同意がある場合に強制入院できる。
- [ ] **応急入院**では、急を要し家族等の同意を得られないとき、精神保健指定医の診断により**72時間**に限り入院させられる。

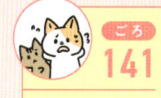

ごろ **141**

精神看護学

悪性症候群

［作成者］ぴよらりさん

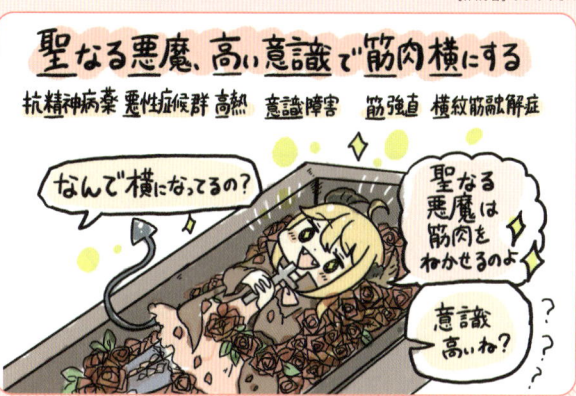

聖なる悪魔、高い意識で"筋肉横にする"

抗精神病薬 悪性症候群 高熱 意識障害 筋強直 横紋筋融解症

なんで横になってるの？

聖なる悪魔は筋肉をねかせるのよ

意識高いね？

悪性症候群は、**抗精神病薬**の開始や中断によって起こる副作用。悪化すると**急性腎不全**になるよ

19 精神看護学

いっしょに覚える！

☐ 抗精神病薬は定型のハロペリドール、非定型のオランザピンやクエチアピンなどがある。

☐ ハロペリドールは**錐体外路症状（急性ジストニア、アカシジア、遅発性ジスキネジア、パーキンソン症状）**が副作用にある。

☐ オランザピンやクエチアピンは副作用に**高血糖**がある。

暗記チェック！ A 抗精神病薬
おもな症状：高熱、意識障害、筋強直、横紋筋融解症など

139

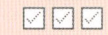

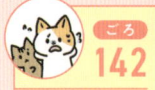

ごろ 142 錐体外路症状

精神看護学

[作成者] しゃきさん

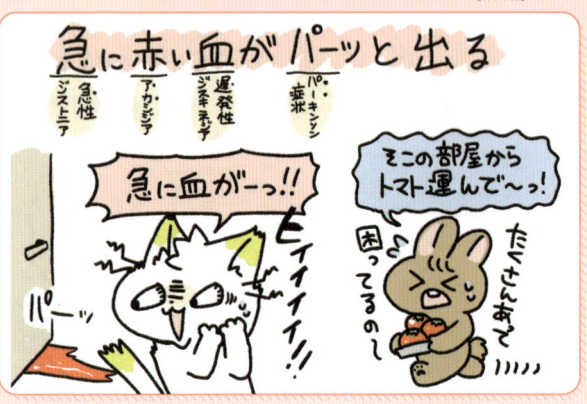

 錐体外路症状は抗精神病薬の副作用で、**ドーパミン**が抑制されたときなどに出現するよ！

くわしく解説！

☑ **急性ジストニア**は投与後1週間以内に発現する。体幹をゆっくりひねる、舌を突出するなどの症状が現れる。

☑ **アカシジア**は投与後1か月以内に起こり、じっとできない症状（静座不能）がある。

☑ **遅発性ジスキネジア**は投与後3か月以上経ってから、口をモゾモゾ動かす症状が出現する。

☑ **パーキンソン症状**は無動、固縮、振戦などの症状がある。

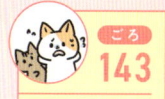

ごろ
143
精神看護学

ウェルニッケ脳症

[作成者] 匿名希望さん

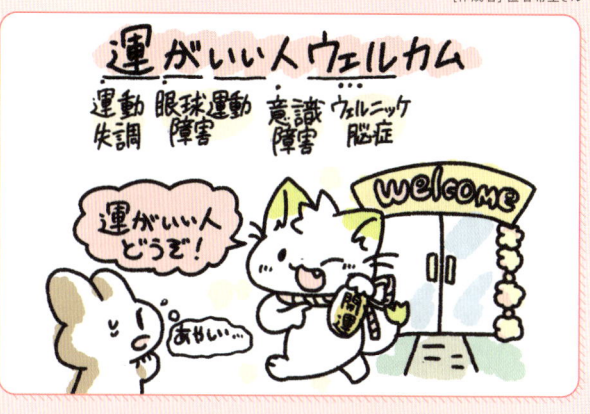

運がいい人ウェルカム

運動失調　眼球運動障害　意識障害　ウェルニッケ脳症

運がいい人どうぞ！

あやいい…

welcome

 ウェルニッケ脳症は、ビタミンB₁の欠乏で起こるんだ

いっしょに覚える！

☑ ウェルニッケ脳症は**アルコール依存症**の関連障害である。

☑ アルコール依存症の急性期では、**ビタミンB₁**が含まれた輸液を投与する。

☑ ビタミンB₁欠乏症状には、他に**脚気**などがある（P.46）。

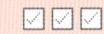

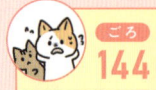

ごろ
144
精神看護学

発達障害

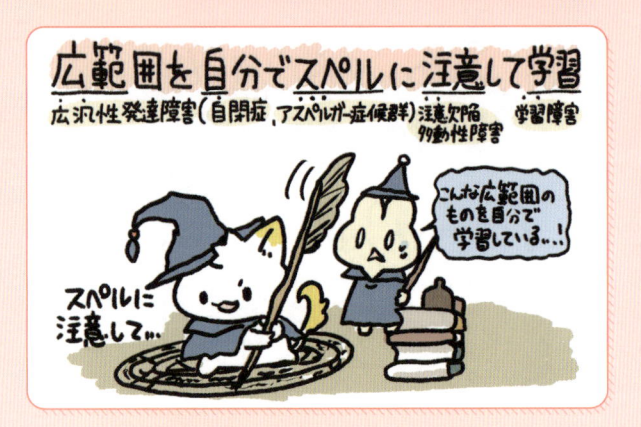

広範囲を自分でスペルに注意して学習
広汎性発達障害（自閉症、アスペルガー症候群）注意欠陥多動性障害　学習障害

スペルに注意して…

こんな広範囲のものを自分で学習している…！

 これらは**発達障害者支援法**で発達障害と定義されていて、DSM-5-TR™
の疾患名・分類法とは異なるよ

※自閉症、アスペルガー症候群その他を含む総称を広汎性発達障害という。アスペルガー
症候群は、現在は自閉スペクトラム症（ASD）という診断名になっている（DSM-5-TR™）。

くわしく解説！

□**自閉症**：3歳までに現れ、**知的障害**を伴うことが多い（知的障害を伴わないものを高機
能自閉症という）。**対人関係**の障害、**言語**発達の遅れ、**コミュニケーション**障害、こだ
わりなどがみられる。

□**アスペルガー症候群**：自閉症で知的障害や言語発達の遅れを伴わないもの。アスペルガ
ー症候群は、現在は自閉スペクトラム症（ASD）という診断名になっている（DSM-5-
TR™）。

□**注意欠陥多動性障害（ADHD*）**：不注意、多動性、衝動性の症状がある。

□**学習障害**：知的障害などはないが、聞く、話す、書く、計算する、読むなどの特定の能
力に著しい困難を生じる。

＊【ADHD】attention deficit hyperactivity disorder

ごろ 145　ペプロウの患者——看護師関係

精神看護学

[作成者] べさん

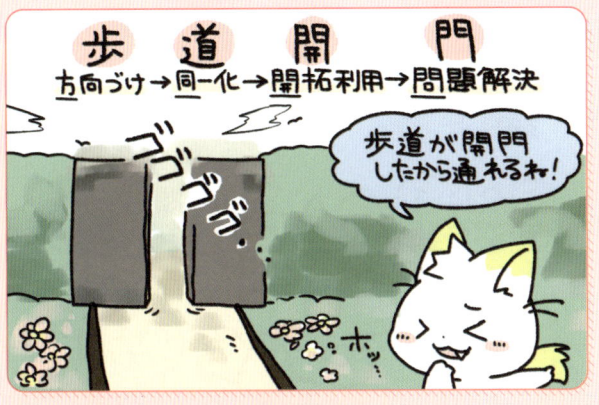

 患者が看護師に信頼をおくようになる段階は「同一化」だよ！

19 精神看護学

---

column　国試のときは何を食べたらいいですか

「カツ丼！ でも胃もたれしそう」「緊張で何も食べる気が起きなさそう」など、悩むと思います。私はおにぎりやパン、お菓子を買っていました。当日の朝に買うと迷ったり思わぬことが起こるので、前日に用意するのがベストです。カツ丼でも手づくりのお弁当でも、食べると体だけでなく心も元気が出るものは素敵だなと思います。私はチョコレートが大好きなので、テンションを上げるために持っていきました。

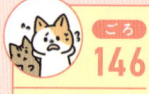

146

精神看護学

アギュララと メズイックの危機モデルの バランス保持要因

[作成者] みあさん

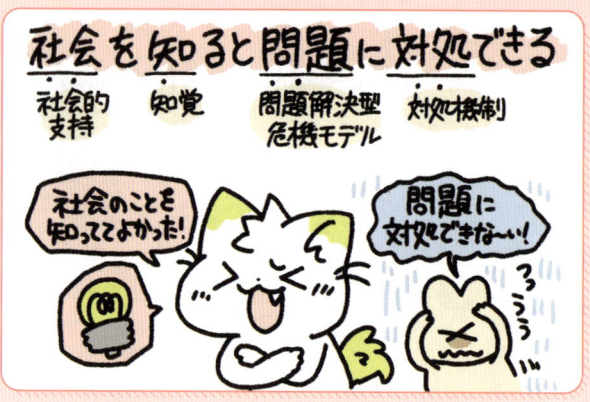

 アギュララとメズイックは、危機に直面した際のバランス保持要因として、**知覚・社会的支持・処理機制**が重要であるとしたよ

---

column 国試の持ちものリスト

☐受験票 ☐筆記用具（鉛筆5本、消しゴム3個、鉛筆削り）
☐スマホ（充電器・アラームが試験中に鳴らないように確認）☐モバイルバッテリー
☐現金 ☐マスク ☐ハンカチ ☐ティッシュ ☐常備薬
☐受験地への行きかたメモ（スマホが使えないときのために）
☐時計（スマートウォッチは不可）☐上着 ☐飲みもの ☐食べもの
☐お気に入りの参考書 ☐ノート ☐合格する強い気持ち　など

友人のトートバックが倒れて中身が外に出てしまい大慌で……なんてことがありました。カバンは閉じられる（ファスナーつきなど）ものを選んでおきましょう！

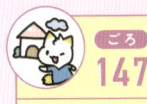

ごろ
147
地域・在宅看護論

施設サービス

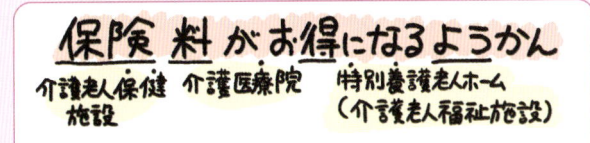

保険料がお得になるようかん

介護老人保健施設　介護医療院　　特別養護老人ホーム
　　　　　　　　　　　　　　　（介護老人福祉施設）

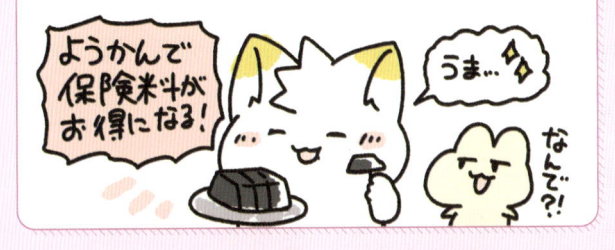

ようかんで
保険料が
お得になる！

うま…✨

なんで？！

 特別養護老人ホームは**老人福祉法**が根拠法、介護老人福祉施設は**介護保険法**が根拠法となっているよ

20
地域・在宅看護論

くわしく解説！

☐ 介護医療院（介護療養型医療施設※）は**介護保険法**が設置についての根拠法になっている。

☐ 介護老人保健施設、介護医療院（介護療養型医療施設）は原則として管理者が**医師**になっている。

☐ 施設サービスは**要介護者**のみ利用でき、要支援者は利用できない。

※介護療養型医療施設は令和5年度までに廃止され、介護医療院などに移行された。

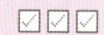

ごろ 148

地域・在宅看護論

要支援1以上で借りられる福祉用具

高貴なほおづえとスローなすり足

歩行器　　歩行補助杖　　スロープ　　手すり

1割（一定以上の所得者は2〜3割）負担で借りられるよ！

□ □ □

ごろ 149

地域・在宅看護論

特定福祉用具販売の対象種目

釣りのために入場して　　腰かけた

移動用リフトのつり具の部品　入浴補助用具　腰掛便座

児童を　　　　　簡単に応援

自動排泄処理装置の交換可能部品　簡易浴槽　排泄予測支援機器

腰掛便座など、排泄物がつくものは、
衛生上、販売の対象になることが多いと覚えよう

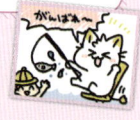

いっしょに覚える！

□ 介護保険の地域密着型サービスとして、予防給付・介護給付の両方で利用できるサービスに**小規模多機能型居宅介護**、**認知症対応型通所介護**、**グループホーム（認知症対応型共同生活介護）** がある。地域密着型サービスは、事業者が所在する**市町村**内に居住する人が利用対象者となる。

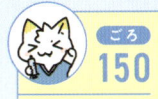

トリアージ

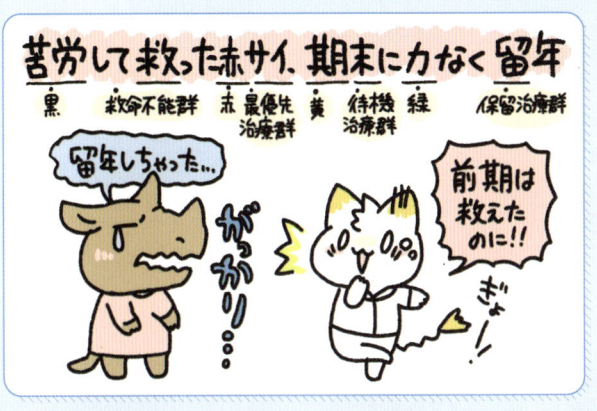

苦労して救った赤サイ、期末に力なく留年

黒　救命不能群　赤　最優先治療群　黄　待機治療群　緑　保留治療群

留年しちゃった…
がっかり…
前期は救えたのに！！
ぎゃ！

 災害発生時に行うSTART法によるトリアージでは、最初に「歩行（自分で歩けるかどうか）」で判定を行うんだ

くわしく解説！

☐ トリアージとは災害や大規模な事故現場などで治療や搬送の**優先順位**を決めることをいう。

☐ トリアージタッグは原則**右手**に装着する。

☐ 災害時の要支援者として**子ども**、**妊産婦**、**高齢者**、**病気**や**障害**のある者、**外国人**が挙げられる。自力での安全確保が困難であり、支援が必要になる。

付 録

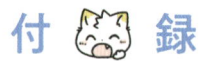

コピーして貼れる ごろ

人気のごろを、コピーしてノートに貼って覚えよう！

ごろ 002　細胞内外の電解質組成

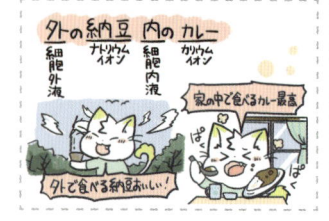

ごろ 015　肝臓の代謝機能

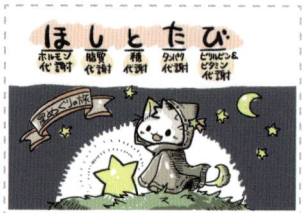

ごろ 016　胃がんの転移

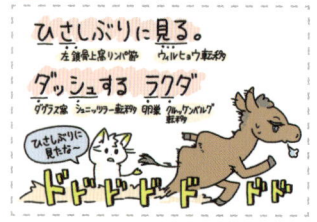

ごろ 023　副交感神経

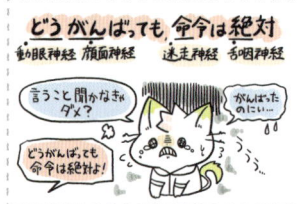

ごろ 026　パーキンソン病の症状

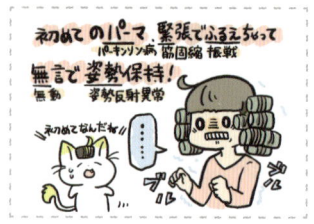

ごろ 036　膵ホルモン

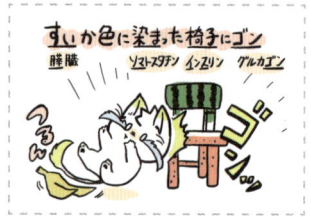

ごろ 037　テストステロン

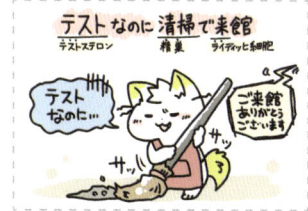

テストなのに清掃で来館
　テストステロン　　精巣　　　ライディッヒと細胞

ごろ 080　地域包括支援センター

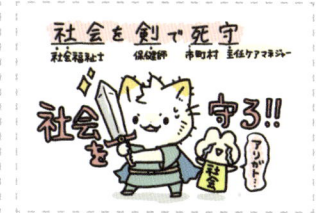

社会を剣で死守
社会福祉士　保健師　市町村　主任ケアマネジャー

ごろ 093　心音の聴診

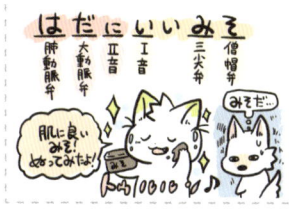

はだにいいみそ
肺動脈弁　大動脈弁　Ⅱ音　Ⅰ音　三尖弁　僧帽弁

ごろ 098　静脈血採血の穿刺部位

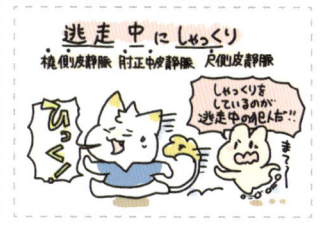

逃走中にしゃっくり
橈側皮静脈　肘正中皮静脈　尺側皮静脈

ごろ 134　胎児循環

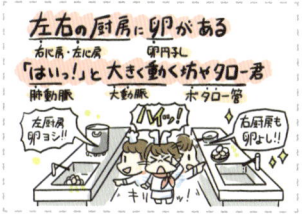

左右の厨房に卵がある
右心房・左心房　　卵円孔
「はい！」と大きく動く坊やタロー君
肺動脈　　　大動脈　　ボタロー管

ごろ 135　正期産

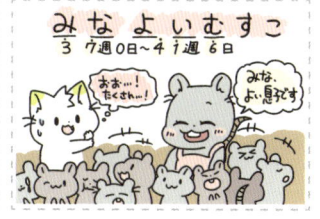

みなよいむすこ
3　7週0日～4　7週6日

ごろ 136　出生体重に基づいた新生児分類

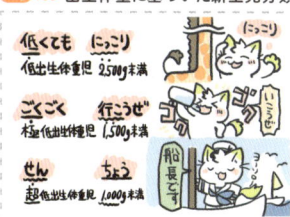

低くても　にっこり
低出生体重児　2,500g未満

ごくごく　行こうぜ
極低出生体重児　1,500g未満

せん　ちょう
超低出生体重児　1,000g未満

ごろ 137　アプガースコア

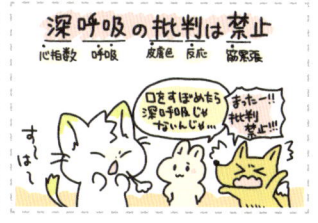

深呼吸の批判は禁止
心拍数　呼吸　皮膚色　反応　筋緊張

みんなでつくる 看護師国試 ごろ合わせプロジェクト

#ごろプロ

2024年11月13日　第1版第1刷発行　　著・イラスト　かげ

　　　　　　　　　　　　　　　発　行　者　森山 慶子
　　　　　　　　　　　　　　　発　行　所　株式会社 照林社
　　　　　　　　　　　　　　　〒 112 - 0002
　　　　　　　　　　　　　　　東京都文京区小石川 2 丁目 3 - 23
　　　　　　　　　　　　　　　電　話　03 - 3815 - 4921（編集）
　　　　　　　　　　　　　　　　　　　　03 - 5689 - 7377（営業）
　　　　　　　　　　　　　　　https://www.shorinsha.co.jp/
　　　　　　　　　　　　　　　印　刷　所　株式会社シナノ パブリッシングプレス

● 本書に掲載された著作物（記事・写真・イラスト等）の翻訳・複写・転載・データベースへの取り込み、および送信に関する許諾権は、照林社が保有します。

● 本書の無断複写は、著作権法上での例外を除き禁じられています。本書を複写される場合は、事前に許諾を受けてください。また、本書をスキャンしてPDF化するなどの電子化は、私的使用に限り著作権法上認められていますが、代行業者等の第三者による電子データ化および書籍化は、いかなる場合も認められていません。

● 万一、落丁・乱丁などの不良品がございましたら、「制作部」あてにお送りください。送料小社負担にて良品とお取り替えいたします（制作部 ☎ 0120 - 87 - 1174）。

検印省略（定価はカバーに表示してあります）
ISBN978-4-7965-2635-7
©Kage/2024/Printed in Japan